Anna Kalender
Alexander Batthyány

—

# Rückkehr zum Psychologismus?

**Anna Kalender** ist Psychologin und wissenschaftliche Mitarbeiterin am Viktor Frankl Institut Wien. Parallel zu ihrem Psychologiestudium absolvierte sie die Ausbildung in Logotherapie und Existenzanalyse nach Viktor E. Frankl in Bamberg. Sie hält zahlreiche Vorträge und hat einen Lehrauftrag für Logotherapie bei der KEB Regensburg.

**Alexander Batthyány** ist Lehrstuhlinhaber und Leiter des Forschungsinstituts für theoretische Psychologie an der Pázmány Universität Budapest. Er ist Vorstandsmitglied des Viktor Frankl Instituts in Wien. Er ist Autor und Herausgeber von über 20 Büchern.

Anna Kalender
Alexander Batthyány

# Rückkehr zum Psychologismus?

## Zur Aktualität von Viktor Frankls Kritik an Alfried Längle

Königshausen & Neumann

*Bibliografische Information der Deutschen Nationalbibliothek*

Die Deutsche Nationalbibliothek verzeichnet diese Publikation in der Deutschen Nationalbibliografie; detaillierte bibliografische Daten sind im Internet über http://dnb.d-nb.de abrufbar.


Verlag Königshausen & Neumann GmbH
Leistenstraße 7
D-97082 Würzburg
info@koenigshausen-neumann.de

Umschlag: skh-softics / coverart



Druck: docupoint, Magdeburg
Printed in Germany

ISBN 978-3-8260-8621-2
eISBN 978-3-8260-8622-9

www.koenigshausen-neumann.de
www.ebook.de
www.buchhandel.de
www.buchkatalog.de

# Vorwort

Am 7. März 1991 schrieb Viktor Frankl folgenden Brief an die unter seinem Ehrenvorsitz stehende „Gesellschaft für Logotherapie und Existenzanalyse“ (GLE) in Wien:

> Hiermit ziehe ich meinen „Ehrenvorsitz“ in der „Gesellschaft für Logotherapie und Existenzanalyse“ zurück. Ich möchte nicht länger mitverantwortlich gemacht werden für Dinge, die ohne mein Wissen geschehen und zum Teil meinen Intentionen sogar widersprechen.[1]

Was war geschehen? Wie kam es, dass der Begründer der Logotherapie und Existenzanalyse den Ehrenvorsitz zurückzog und auf Nachfrage nach den Gründen seines Austritts noch einmal nachschärfte und betonte, dass die GLE Inhalte und Methoden vertrete, die er nicht länger unterstützen könne und die teils grundlegend im Widerspruch zu seinem Lebenswerk stünden – sie seien nämlich „absolut anti-logotherapeutisch“[2]?

Und wichtiger noch – wie stellt sich das seinerzeitige Urteil Frankls heute, gut 30 Jahre später, dar? Ist es noch relevant – und inwiefern betrifft es heutige Logotherapeuten und Existenzanalytiker?

Die folgende Abhandlung will diese Fragestellungen nicht nur historisch abarbeiten – was Mitte der 1990er Jahre in Wien geschah, ist für den heutigen Logotherapeuten und

---

1 Frankl, V.E. (1991). Offener Brief. *Bulletin der Gesellschaft für Logotherapie und Existenzanalyse*, 8:2, 3.

2 Längle, A. (1996). Kritik, Bedeutung und Stellenwert der Selbsterfahrung in Logotherapie und Existenzanalyse. *Psychotherapie Forum* 4, (1996) 194–202.

Existenzanalytiker und die Zukunft der Logotherapie und Existenzanalyse wohl längst nicht so relevant wie die Frage, wo Logotherapie und Existenzanalyse in der Gegenwart stehen, bzw. wie Frankls und Längles Modell heute *zueinander* stehen. Im Kern geht es dabei darum, ob und inwieweit Viktor Frankls Urteil, Längles Lesart und Neudeutung von Logotherapie und Existenzanalyse sei „absolut anti-logotherapeutisch“ – also inhaltlich und methodisch mit der von Frankl begründeten Logotherapie weitgehend unvereinbar, bzw. ihr entgegenstehend –, begründet war und heute, 30 Jahre später, zu bewerten ist.

Dieses Buch gliedert sich in zwei (auch unabhängig voneinander zu lesende) Teile: Im ersten Teil analysiert Alexander Batthyány die zentralen Aspekte der aktuellen Debatte und setzt sie in den Kontext eines kurzen einführenden historischen Abrisses. Dieser Überblick zeigt die wesentlichen Entwicklungen und Konfliktlinien auf, die das heutige Verhältnis beider Schulen zueinander prägen. Anschließend untersucht er einige inhaltliche Kernthemen und beleuchtet methodische Fragestellungen in Bezug auf zentrale Aspekte der praktischen Arbeit innerhalb der Gesellschaft für Logotherapie und Existenzanalyse (GLE). Im zweiten Teil vertieft Anna Kalender die Diskussion anhand einer ausführlichen Einführung in die zentralen Positionen und stellt eine systematische Übersicht der zugrunde liegenden Debatte vor. Dabei wird gezeigt, dass die – teilweise als diametral zu bezeichnenden – inhaltlichen Differenzen *alle* zentralen Aspekte der Logotherapie betreffen. Besonders deutlich wird das in Bezug auf das Menschenbild, das Motivationskonzept und den Sinnbegriff, weswegen in der inhaltlichen Gegenüberstellung ein Schwerpunkt auf diese Aspekte gelegt wird. Ergänzt wird diese Analyse durch Bezüge zu aktuellen Entwicklungen und Theorien innerhalb der psychologischen und psychotherapiewissenschaftlichen bzw. psychiatrischen Forschungslandschaft, um aufzuzeigen, dass die Logotherapie nach Frankl sich nicht nur in zentralen Aspekten wesentlich von der Existenzanalyse unterscheidet, sondern auch als eine höchst aktuelle, dem Zeitgeist des 21. Jahrhunderts entsprechende Form der Psychotherapie betrachtet werden kann.

# Inhaltsverzeichnis

**Teil I**
**Alexander Batthyány**

**Teil II**
**Anna Kalender**

# Teil I

# Alexander Batthyány

## 1
## Persönliche Vorbemerkung und Intention

Die Frage nach dem Verhältnis der beiden sich Logotherapie und Existenzanalyse, bzw. Existenzanalyse und Logotherapie nennenden Psychotherapieschulen ist von Seiten der von Alfried Längle durch die Krisenzeit der frühen 1990er Jahre geführten Gesellschaft für Logotherapie und Existenzanalyse (GLE) weitaus öfter thematisiert und diskutiert worden als aus der Perspektive der klassischen Logotherapie und Existenzanalyse nach Frankl.

Dieses zunächst rein quantitative Ungleichgewicht an Aufarbeitungsversuchen ist vermutlich u.a. dem Umstand geschuldet, dass der Bruch zwischen Frankl und Längle für die neuausgerichtete GLE gewissermaßen identitätsstiftend ist, während es die klassische Logotherapie und Existenzanalyse nach Frankl schon Jahrzehnte vor und nach dem Bruch gab, bzw. gibt und geben wird. Sie hat durch den seinerzeitigen Bruch weder an Identität und Substanz gewonnen, noch hat sie dadurch etwas verloren. Wohl aus diesem Grund gab es in dieser Frage keinen allzu großen Klärungsbedarf und folglich seither auch kaum Bemühungen von Seiten der klassischen Logotherapie und Existenzanalyse, den Bruch und die weitere Entwicklung seither eingehender aufzuarbeiten.

Warum dann diese Untersuchung der Gemeinsamkeiten und Unterschiede beider Richtungen aus der Perspektive der klassischen Logotherapie und Existenzanalyse? Dass die nachstehenden Zeilen versuchen, den seinerzeitigen Bruch und seine heutigen Folgen aus der Perspektive der Franklschen Logotherapie und Existenzanalyse nachzuzeichnen, hat nicht zuletzt auch mit meinem persönlichen Weg zu tun: Ich habe als junger Student in den späten 1990er Jahren – noch zu Frankls Lebzeiten – die Logotherapie über Alfried Längle kennengelernt und wurde seinerzeit sehr freundlich im Umfeld der GLE aufgenommen, mit Tonbändern mit Frankl- und Länglevorträgen und Literatur versorgt und zu gelegentlichen Vorträgen und Seminaren eingeladen.

Je mehr ich aber im Selbststudium versuchte, das, was ich jeweils bei Längle und bei Frankl las und hörte, zusammenzubringen, desto deutlicher schien mir damals, dass das ein nahezu unmögliches Unterfangen war. Manche – und oft zentrale – Widersprüche ließen sich schlicht nicht auflösen (z.B. über die Frage nach der Wirklichkeit des Geistes und in Folge nach der Haltbarkeit des psychotherapeutischen, bzw. psychiatrischen Credos; oder über die Definition von Sinn und Sinnstreben). Ähnliches war und ist auch – auch darauf gehe ich im Folgenden ein – über die Außendarstellung bzw. geschichtliche Aufarbeitung der Trennung von Frankl und Längle, bzw. ihrer Schulen festzustellen. Es wurde mir seinerzeit auch erst einige Monate nach meiner ersten Kontaktaufnahme mit der GLE – und erst auf Nachfrage – erklärt, dass es in diesen und weiteren Punkten (allerdings nicht weiter konkret benannte) Unstimmigkeiten mit Frankl gäbe und man in der GLE seit einiger Zeit „eigene Wege“ gehe.

Nach weiterem Studium und Reflexion entschied ich mich seinerzeit, in und mit der originären Logotherapie und

Existenzanalyse weiterzumachen. Sie schien mir wesentlich überzeugender und transparenter. Der Kontakt mit der GLE schlief daraufhin auch bald ein. Eine eingehendere Auseinandersetzung mit dem, was mir damals in hohem Maße widersprüchlich schien, stellte ich vorerst zurück: Ich wollte erst Logotherapie und Existenzanalyse eingehend studieren und verstehen, ehe ich versuchen würde, mir die inhaltlichen Bruchlinien zwischen der klassischen und der Längleschen Existenzanalyse und Logotherapie genauer anzusehen. Einige Jahre später darauf begann ich – nun Doktorand bei Giselher Guttmann in Wien und mich mittlerweile in der Logotherapie-Ausbildung bei Elisabeth Lukas befindend – am Viktor Frankls Archiv, bald auch am Viktor Frankl Institut, zu assistieren. Nach meiner Promotion wurde ich schließlich mit der Leitung der wissenschaftlichen Abteilung, einige Jahre später mit der Leitung des Viktor Frankl Instituts betraut.

Mein ursprüngliches Vorhaben, direkt nach meiner Logotherapie-Ausbildung im Detail zu ergründen, welche Hintergründe die Trennung von Frankl und Längle hatte und worin sich ihre jeweiligen Schulen unterschieden, verschob sich angesichts meiner Habilitation und bald darauf erfolgten Berufung an den Viktor Frankl Lehrstuhl in Liechtenstein sowie aufgrund der Fülle an Projekten, die mit meiner Arbeit für das Viktor Frankl Institut einhergingen, Jahr für Jahr. Zudem schien mir diese Frage zunehmend weniger relevant, insbesondere angesichts des enormen Wachstums und der internationalen Verbreitung der Logotherapie sowie der daraus resultierenden Aufgaben und Publikationsprojekte, darunter die Edition der Gesammelten Werke Viktor Frankls.

Erst im Zuge eines 2019 begonnenen gemeinsamen Buchprojekts[3] mit meiner Lehrerin Elisabeth Lukas begann ich, meinen in den späten 1990er Jahren aufgekommenen Zweifeln an der Kompatibilität von Frankls und Längles Arbeiten nachzugehen. Dafür gab es auch einige äußere Anstöße: Zum einen fragten mich meine Studenten regelmäßig nach den beiden in Wien ansässigen Institutionen für Logotherapie und Existenzanalyse, deren Namen so täuschend ähnlich klangen, deren inhaltliche Ausrichtung sich jedoch grundlegend unterschied. Ihre Fragen waren naheliegend, denn die Situation war – und ist – durchaus verwirrend.

Außerdem erhielt und erhalte ich regelmäßig Anfragen von Patienten und Ausbildungskandidaten, die angesichts der ja tatsächlich in hohem Maße täuschenden Namensähnlichkeit beider Schulen ihren Worten nach bei der „falschen Logotherapiegesellschaft“ ihre Ausbildung und Therapie begonnen hatten und nun erst recht um Aufklärung über die tatsächliche Gemengelage und ihre Hintergründe baten. In anderen Fällen verwies ich Interessenten, die eine Ausbildung oder Therapie „nach Längle“ suchten und sich irrtümlich an das Viktor-Frankl-Institut (Internationale Vereinigung für Logotherapie und Existenzanalyse) wandten, an die GLE. In den vergangenen Jahren beschränkte sich der Kontakt mit der GLE im Wesentlichen auf das Weiterleiten solcher Anfragen.

Zum anderen bemerkte ich gelegentlich in Gesprächen, dass auch Kollegen, die schon jahrelang logotherapeutisch und existenzanalytisch arbeiteten, das Ausmaß an inhaltlichen und methodischen Unterschieden und Widersprüchen zwischen beiden Schulen nicht kennen und diese daher auch ihren Kollegen und Studenten nicht stringent zu erklären in

---

3 Batthyány, A., Lukas, E. (2020). *Logotherapie und Existenzanalyse heute. Eine Standortbestimmung*. Innsbruck: Tyrolia.

der Lage sind. Wieder andere sind zwar mit den Hintergründen und vor allem den inhaltlichen Bruchlinien zwischen beiden Schulen vertraut, messen ihnen allerdings keine allzu große Bedeutung zu.

Ich hingegen kann und konnte mich dieser Sichtweise alleine schon vor dem Hintergrund meiner eigenen frühen Erfahrungen mit den Widersprüchen zwischen beiden Schulen nicht anschließen: Immerhin war ich ja gleich zu Beginn meiner Laufbahn – übrigens ohne jegliche Zurufe von außen, ich müsse mich für diese oder jene Richtung entscheiden – mit der Tatsache konfrontiert worden, dass ich in der GLE Inhalte gelernt hatte, die mit der klassischen Logotherapie und Existenzanalye nach Frankl schlicht nicht vereinbar waren. Dies galt umso mehr, als einige der Urteile, die seither von der GLE über Frankl und seine Logotherapie und Existenzanalyse veröffentlicht wurden – etwa als „gefühlskalt“, „rationalistisch“, „narzissistisch“, „sehr ängstlich“ oder „metaphysisch verbrämt“ –, darauf schließen ließen, dass seitens der GLE kein besonderes Interesse mehr an einer Annäherung bestand.

Hinzu kam auch, dass ich inzwischen durch meine Arbeiten am privaten Nachlass Viktor Frankls einen etwas tieferen Einblick in die historischen und inhaltlichen Hintergründe des seinerzeitigen Konflikts gewonnen hatte. Dabei war ich u.a. auf die (von Alfried Längle selbst kolportierte) Aussage Frankls gestoßen, der von Längle vertretene Ansatz sei „absolut anti-logotherapeutisch“. Das nun war eine derart deutliche Validierung („absolut“) meiner eigenen früheren Eindrücke, dass es mir nach Kenntnis dieser Aussage Frankls kaum mehr zu rechtfertigen scheint, an ihr vorbeizugehen, als habe Frankl sie nie getätigt – zumal er sie, wie ich bald herausfand, in verschiedenen Zusammenhängen und Stellungnahmen variiert und bekräftigt hatte. Es wäre mir jedenfalls hochgradig unehrlich erschienen, meinen Studierenden diese Einschätzungen Frankls vorzuenthalten, bzw. sie zu ignorieren. Zugleich wollte ich sie aber nicht einfach ungeprüft von Frankl übernehmen. Umsomehr galt es also, sie zu verstehen.

Die folgenden Überlegungen sind in diesem Sinne auch das Ergebnis einer persönlichen Spurensuche nach den Beweggründen für Frankls Stellungnahme – ein Versuch, Antworten zu formulieren auf die Frage, wie sich beide Schulen entwickelt haben und in welchem *inhaltlichen* und *methodischen* Verhältnis sie heute zueinander stehen.

Nun gibt es jenseits der Frage der inhaltlichen und methodischen Positionierung der beiden Ansätze an sich aber erfreulicherweise auch viel Gutes zu berichten zur Frage, wie sich der *persönliche* Umgang der Vertreter beider Schulen miteinander gestaltet: Wir beobachten und erleben einerseits in den letzten Jahren eine zunehmende kollegiale Zusammenarbeit zwischen beiden Schulen – zweifellos eine positive Entwicklung, die aber natürlich die Frage nach den inhaltlichen und methodischen Gemeinsamkeiten und Unterschieden beider Schulen noch gar nicht wesentlich berührt. Kollegialität bedeutet vielmehr unter anderem, auch über inhaltliche Differenzen hinweg einen respektvollen Umgang zu pflegen und sich, wo möglich und sinnvoll, gegenseitig zu unterstützen (oder eben kollegial zu kritisieren). Diese Erfahrung macht man in den meisten Wissenschaftskooperationen: Wissenschaftliche Projekte mit Vertretern unterschiedlicher Schulen verlaufen gerade dann produktiv und kollegial, wenn die Beteiligten ihre jeweiligen Anschauungen respektieren; oft sind es ja gerade die unterschiedlichen Herangehens- und Deutungsweisen, die wissenschaftliche Arbeit erst wirklich fruchtbar machen.

Umso mehr überraschten mich daher die Reaktionen auf die Diskussion der Unterschiede zwischen beiden Schulen im bereits erwähnten gemeinsam mit Elisabeth Lukas verfassten Buch[4] – bemerkenswerterweise kamen diese Reaktionen fast ausschließlich von Vertretern der GLE. Diese in ihrer Heftigkeit manchmal unerwarteten Reaktionen ließen mich zuerst zweifeln an der Qualität der eben angesprochenen Kollegialität, zumal Elisabeth Lukas und ich im Wesentlichen nicht mehr taten, als anhand einer Reihe von Text- und Vortragsbelegen darzulegen, dass es zwischen beiden Schulen tatsächlich gravierende inhaltliche und methodische Unterschiede gibt – und dass das Weiterverwenden des in hohem Maße einschlägigen Begriffspaars „Logotherapie und Existenzanalyse“ seitens der GLE unter diesem Vorzeichen tendentiell eher Verwirrung als Klarheit stiftet. Nichts davon konnte den Lesern sonderlich neu gewesen sein – lediglich war es vielleicht zuvor nicht aus dieser Perspektive und in dieser Dichte zusammengetragen und publiziert worden. Diese Reaktionen haben mir jedenfalls vor Augen geführt, wie viel Unausgesprochenes, Unaufgearbeitetes und Ungeklärtes in diesem Bereich noch bestehen muss – denn anders ließe sich kaum rational erklären, dass bereits die bloße Erwähnung der Unterschiede (Kritik im engeren Sinne äußerten wir keine) zwischen beiden Schulen und der daraus resultierenden Fragen so ungewöhnlich heftige Reaktionen hervorrief.

Dieser Eindruck erhärtete sich, als ich daraufhin begann, in der GLE-Literatur nach Darstellungen *ihrer* Sicht auf den Bruch und die Rolle Viktor Frankls, bzw. seiner klassischen Logotherapie und Existenzanalyse zu suchen und bald feststellen musste, dass diese Darstellungen erstens hochgradig inkonsistent und gelegentlich erstaunlich widersprüchlich sind, sich zweitens aber vor allem über weite Strecken nicht in Einklang bringen lassen mit der tatsächlichen, umfangreichen Quellenlage. Vor diesem Hintergrund

4 Batthyány, A., Lukas, E. (2020). *Logotherapie und Existenzanalyse heute. Eine Standortbestimmung*. Innsbruck: Tyrolia.

reifte der Entschluss zu diesem Buch und mein persönlicher Versuch, etwas mehr Klarheit in eine bisweilen etwas unklare Gemengelage zu bringen.

## 2
## Inhalt und Übersicht

Mein Beitrag gliedert sich in 4 Kapitel: Zunächst beschreibe ich einige der Grunddaten und -anliegen, bzw. Alleinstellungsmerkmale der klassischen Logotherapie und Existenzanalyse. Denn um die Bruchlinien zwischen beiden Schulen zu verstehen, ist zunächst eine Kenntnis (zumindest Kurzdarstellung) der klassischen Logotherapie und Existenzanalyse nötig – insbesondere ihrer identitätsstiftenden Inhalte. An diese Darstellung schließt ein kurzer Überblick über die historischen Eckdaten der seinerzeitigen Trennung zwischen Frankl und Längle an. In diesem Zusammenhang gebe ich in Folge auch einige der unterschiedlichen Versionen wieder, die im Lauf der letzten Jahre von Seiten der GLE über die Trennung, bzw. die Beziehung von Längle, bzw. der GLE und Viktor Frankl kolportiert wurden und werden und schlage anschließend eine einfachere und unmittelbarere Lesart der seinerzeitigen Trennung vor: Demzufolge war Frankls Austritt aus der GLE womöglich nicht allein zum Schutz seines unter biographisch und historisch äußerst schwierigen Umständen entwickelten und über einen Zeitraum von mehr als 60, bzw. 50 Jahren weiter ausgearbeiteten und verbreiteten Werks der Logotherapie (1926) und Existenzanalyse (1938) gedacht, sondern auch als Ermutigung an die Adresse Alfried Längles, den ab ca. 1990/1991 gewählten eigenen Weg konsequent(er) zu verfolgen, also gleichsam „flügge“ zu werden, inkl. der Entwicklung einer eigenständigen Begriffswelt für sein Werk. Frankl hätte in dieser Lesart die Begabung zur eigenständigen Schulengründung (und ihre Konsequenzen) seines einstigen Assistenten vielleicht sogar eher und deutlicher gesehen als letzterer selbst.

Die damit angesprochene Problematik einer noch nicht zu Ende vollzogenen Loslösung und auch die Rolle des Lehrers in beiden Schulen bilden (nach einem kurzen Exkurs über die wissenschaftsethischen Zusammenhänge von Begriffsklarheit und Transparenz) den Schwerpunkt des dann folgenden Kapitels. Es befasst sich mit der Frage, wie Frankl und Längle ihre jeweiligen Einsichten begründen, bzw. begründet haben, bzw. inwieweit sie ihre Erkenntnisquellen offengelegt und damit ihre Forschungsergebnisse einem rationalen Diskurs zugänglich gemacht haben. Diese Problemstellung werde ich exemplarisch anhand der von Alfried Längle entwickelten existenzanalytischen Psychosomatiklehre diskutieren, bevor ich dann im letzten Kapitel auf ihre konkrete Umsetzung in der existenzanalytischen Therapie nach Längle eingehe, bzw. mit der klassischen Logotherapie und Existenzanalyse vergleiche.

In diesem Zusammenhang werde ich untersuchen, inwieweit sich die theoretischen Unterschiede zwischen beiden Schulen vor allem praktisch niederschlagen – u.a. mit Blick auf das Autoritäts- und Suggestionsproblem in der angewandten existenzanalytischen Psychotherapie nach Längle. Hier entfaltet sich nämlich ein bislang kaum diskutiertes Unterscheidungsmerkmal beider Schulen: Die klassische Logotherapie und Existenzanalyse geht von einem radikalen Freiheitsbegriff sowohl des Patienten als auch des Therapeuten aus. Dieser schließt jegliche suggestive oder indikative Führung oder Deutungsbevormundung des Patienten durch den Therapeuten a priori aus: Existenz ist individuell und verwirklicht sich nicht nur an sinnvollen Bezügen, sondern vor allem in einem Geist größtmöglicher individueller Freiheit.

Anhand eines zuletzt besprochenen Fallbeispiel von Alfried Längle wird sich hingegen zeigen, dass dieses Grundprinzip therapeutischen Handelns in dieser Konsequenz nicht (oder mindestens nicht im selben Maße) für seine spezielle Lesart der Existenzanalyse und Logotherapie gilt, da Suggestion und Deutung durch den Therapeuten hier methodisch großen Raum einnehmen, im besprochenen Fallbeispiel sogar über weite Strecken den gesamten Therapieverlauf prägen. In dieser Zusammenschau der konkreten Umsetzung des Menschbilds beider Schulen verdichten sich somit nahezu sämtliche in den theoretischen Teilen dieses Buchs besprochenen Bruchlinien beider Schulen.

Zusammengefasst komme ich somit zum Ergebnis, dass Frankls Einschätzung, es handle sich bei Längles Modell um eine Art Gegenbild der von Frankl entwickelten Theorie und Methode, in Summe auch heute noch zutrifft; mehr noch, dass es vor dem Hintergrund der nach dem Bruch erfolgten Erweiterungen des Längleschen Modells in sogar noch stärkerem Maße zutrifft als zum Zeitpunkt des Bruchs. Damit komme ich zu einem Ergebnis, zu dem bereits andere vor mir kamen. Claudia Reitinger (sie hat ihre Ausbildung bei der GLE absolviert) drückt dies in einer philosophischen Zusammenschau – erschienen als Kondensat ihrer hervorragenden Dissertation[5] als Artikel in der von der GLE herausgegebenen Zeitschrift „Existenzanalyse" – wie folgt aus:

> Bei genauerer philosophischer Analyse zeigt sich, dass die Veränderungen innerhalb der Theorie der Existenzanalyse – die Hinwendung zu den Emotionen, zum subjektiven Erleben und den vier Grunddimensionen menschlicher Existenz – nicht bloß als Erweiterung der

---

5 Reitinger, C. (2018). *Zur Anthropologie von Logotherapie und Existenzanalyse: Viktor Frankl und Alfried Längle im philosophischen Vergleich*. Wiesbaden: Springer.

> Logotherapie begriffen werden können, sondern dass diese Verschiebung des Fokus als Ausdruck einer divergierenden Hintergrundtheorie anzusehen sind.[6]

Ich gelange im Folgenden – mich der Fragestellung allerdings nicht aus der Perspektive der GLE, sondern aus dem Verständnis der klassischen Logotherapie und Existenzanalyse nach Frankl nähernd – zum selben Schluss.

Ich hoffe allerdings zugleich, dass ich in meiner Darstellung beider Schulen den Anliegen der GLE nicht ebenso Unrecht tue, wie dies Reitinger in dem eben zitierten Artikel an einigen zentralen Stellen gegenüber der klassischen Logotherapie und Existenzanalyse getan hat (etwa, wenn sie die für die wohl meisten Logotherapeuten und Existenzanalytiker höchst unerwartete Behauptung aufstellt, das Franklsche Sinn- und Personverständnis sei „in Gott begründet" und der Wille zum Sinn sei für Frankl eine „Bewegung von und zu Gott"[7]. Bemerkenswerterweise wird als Begründung dieser Behauptungen weniger das psychiatrische und psychotherapeutische Werk Frankls zitiert, sondern vor allem die Arbeit eines katholischen Priesters und Philosophen, der Frankl – wenig überraschend vielleicht angesichts seines weltanschaulichen Hintergrunds – in diesem Sinne deutet).

Aber ich werde an manchen Stellen unweigerlich Kritik üben an einigen Inhalten und Methoden der Länglesсhen Existenzanalyse und Logotherapie (nicht alleine, aber vor allem aus der Perspektive der klassischen Logotherapie und Existenzanalyse), und es ist sehr wahrscheinlich, dass auch mir trotz aller Sorgfalt und genauem Studium der Originalquellen der eine oder andere vergleichbare Verständnisfehler

---

6 Reitinger, C. (2017). Anthropologisch-philosophische Grundannahmen von Logotherapie und Existenzanalyse – ein Vergleich. *Existenzanalyse-Internationale Zeitschrift für Psychotherapie, Beratung und Coaching*, 4–15.

7 Ebda.

unterlaufen ist (– sollte das der Fall sein, werde ich diese in allfälligen überarbeiteten Neuauflagen selbstredend korrigieren).

Abgesehen davon: Dass zwei Arbeiten zum Verhältnis beider Schulen zueinander trotz unterschiedlicher Ausgangspunkte dennoch zum selben Ergebnis kommen, macht diese Schlussfolgerung natürlich um ein Vielfaches plausibler, als wenn nur eine Seite solch starke Unterschiede fände – zumal ich mich dem Thema im Folgenden nicht nur aus einer anderen Perspektive, sondern auch methodisch über andere Wege annähern werde.

Aber gerade in der Zusammenschau mit anderen Veröffentlichungen, die die Gemeinsamkeiten und Unterschiede beider Schulen ausloten – und nicht zuletzt vor dem Hintergrund der oben kurz angerissenen Erfahrung, dass eine Betrachtung dieser Gemeinsamkeiten und Unterschiede, wenn sie aus der Perspektive der klassischen Logotherapie und Existenzanalyse erfolgt, bisweilen unerwartete Resonanzen bei der GLE hervorruft (auch die bloße Ankündigung dieses Buches zeitigte mittlerweile solche Resonanzen) – will ich hier noch einmal explizit auf die Intentionen dieser Betrachtungen hinweisen: Es ist erstens eine Spurensuche. Ich hole hier etwas nach, das ich mir selbst vor vielen Jahren zugesagt habe. Zweitens sind die folgenden Ausführungen bei aller geäußerten Kritik als Diskussionsbeitrag gedacht: Als Einladung erstens zur eigenen freien Urteilsbildung, zweitens als Anstoß zum kollegialen Dialog und drittens als Impuls zur Klärung einiger bis heute noch nicht vollständig aufgearbeiteter Bruchlinien in der Entwicklung der beiden sich auf Frankl berufenden Logotherapien und Existenzanalysen von 1991 bis heute.

# 3
# Logotherapie und Existenzanalyse

## 3.1 Zur Grundlegung und Namensgebung der Logotherapie und Existenzanalyse: 1926–1946

Zunächst ein sehr kurzer historischer Abriss, der den meisten, die dieses Buch lesen, sehr wahrscheinlich ohnedies weitgehend bekannt sein dürfte: Im Jahr 1926 hielt Viktor Frankl – damals Medizinstudent und eines der jüngsten Mitglieder des Kreises um Alfred Adler – am „Akademischen Verein für medizinische Psychologie“ in Wien einen Vortrag über die Rolle der Sinnfrage in der Psychotherapie und führte in diesem Zusammenhang erstmals den Begriff der Logotherapie für sinnorientiertes psychotherapeutisches Vorgehen ein.

Bereits ein Jahr später (1927) wurde Frankl auf persönlichen Wunsch Alfred Adlers hin wegen „unorthodoxer Ansichten“ – gemeint waren vor allem die auch von Rudolf Allers und Oswald Schwarz aufgeworfenen offenen Fragestellungen zur philosophischen und psychologischen Anthropologie innerhalb der Individualpsychologie – aus dem österreichischen Verein für Individualpsychologie ausgeschlossen. Frankl hatte, nicht zuletzt unter dem Einfluss seines Mentors Rudolf Allers (und durch die Lektüre Max Schelers) bereits das Grundmotiv seiner gesamten auch weiteren psychologischen Arbeiten für sich entdeckt: Die Einbeziehung einer geistigen (existentiellen) Dimension des Menschen jenseits der rein psychischen und physischen Gegebenheiten:

> 1927 plädierte ich [...] für eine Ausweitung des individualpsychologischen Gedankengebäudes, und zwar in einem prinzipiellen – oder lassen Sie mich gleich sagen, in einem dimensionalen Sinne. Schien es mir doch, dass bis dahin die Individualpsychologie nicht ganz der Versuchung des Psychologismus widerstanden war, also einer Form des Reduktionismus, und Reduktionismus läuft meines Erachtens hinaus auf eine Vernachlässigung der multidimensionalen Struktur menschlichen Daseins. [..] Leider bin ich mit meiner Forderung, (die Dimensionalontologie) [...] in vollem Methodenbewusstsein in die anthropologischen Grundlagen der Individualpsychologie einzubeziehen, nicht „angekommen". [...] Es war es mir nicht vergönnt, Adler zu überzeugen. Vielmehr veranlasste er, dass man mir wiederholt den Austritt nahe legte, und als ich auf dieses Ansinnen nicht einging, wurde ich ausgeschlossen.[8]

In den folgenden Jahren entwickelte Frankl das von ihm vorgeschlagene Modell einer um einen existenzpsychologischen „Überbau" erweiterten psychologischen Anthropologie, bzw. Psychotherapie stetig weiter. Neben dem Studium der Schriften Schelers und Hartmanns und seinen Arbeiten u.a. unter Rudolf Allers, Otto Pötzl und einer Reihe vormaliger Kolleginnen und Kollegen aus dem Kreis um Adler (vor allem Charlotte Bühler, Rudolf Dreikurs, Erwin Wexberg) gewann er hierfür auch wesentliche Einsichten erstens durch seine psychiatrische und neurologische Facharztausbildung, bzw. -tätigkeit an den Wiener Nervenheilanstalten Rosenhügel, Maria-Theresien-Schlössl und der psychiatrischen Klinik Steinhof, zweitens durch die Arbeit an den von ihm selbst im Februar 1928 begründeten Jugendberatungsstellen in Wien (spätere Übersichtsarbeiten

---

8 Frankl, V.E. (1984): Die Begegnung der Individualpsychologie mit der Logotherapie, In: Reinelt, T. (1984). (Hrsg.): *Beiträge zur Individualpsychologie*, 3, München: Reinhardt.

weisen nach, dass sich zwischen Februar 1928 und Februar 1933 rund 3.400 junge Menschen an die Jugendberatungsstellen wandten).[9]

Im Jahr 1939 schließlich veröffentlichte Frankl seine „Grundlegung der Existenzanalyse" als theoretisches Fundament der nunmehr zunehmend zur eigenständigen Psychotherapie heranreifenden Logotherapie und Existenzanalyse in der *Schweizerischen Medizinischen Wochenschrift*[10] – aufgrund der politischen Verhältnisse nach dem „Anschluss" Österreichs an Hitlerdeutschland war es Frankl als jüdischem Psychiater bereits nicht mehr möglich, in einer österreichischen Fachzeitschrift zu veröffentlichen. Frankl verfasste in dieser politisch schwierigen Zeit auch das Grundlagenwerk der Logotherapie und Existenzanalyse, *Ärztliche Seelsorge. Grundlagen der Logotherapie und Existenzanalyse*.[11] Unmittelbar nach der Fertigstellung des Manuskripts wurde Frankl mit seiner Familie nach Theresienstadt deportiert. Veröffentlicht wurde eine rekonstruierte Fassung (die Urfassung musste Frankl im Vernichtungslager Auschwitz zurücklassen) dieses Buchs daher erst 1946 bei Deuticke in Wien. Nach der Befreiung aus dem KZ erschienen zahlreiche weitere Werke – zunächst von Frankl selbst, bald auch von seinen Mitarbeiterinnen und Mitarbeitern –, in denen die „Logotherapie und Existenzanalyse" zu jener

9 Siehe die detaillierte Aufstellung der Beratungsfälle in den Wiener Jugendberatungsstellen in Batthyány, A. (2021). *Viktor Frankl and the Shoah. Advancing the Debate*. New York: Springer, S. 18.

10 Frankl, V.E. (1939). Philosophie und Psychotherapie. Zur Grundlegung einer Existenzanalyse. *Schweizerische medizinische Wochenschrift*.

11 Frankl, V.E. (2011). Ärztliche Seelsorge. Erstfassung – ein Fragment. Wien. Stand: September 142. In A. Batthyány, K. Biller & E. Fizzotti (Hrsg.), *Viktor E. Frankl. Ärztliche Seelsorge. Grundlagen der Logotherapie und Existenzanalyse. Und Vorarbeiten zu einer sinnorientierten Psychotherapie* (Gesammelte Werke, Bd. 4, S. 67–153). Wien: Böhlau.

eigenständigen Psychotherapieschule ausgearbeitet und entwickelt wurde, die heute auch (nach Freud und Adler) als dritte Wiener Schule der Psychotherapie bekannt und weltweit verbreitet ist.[12]

## 3.2 Zur Wirkungsgeschichte und Entwicklung der Logotherapie und Existenzanalyse nach 1946

Vieles von dem, was Frankl seinerzeit als Pionier einer ressourcen- und sinnorientierten, existentiell ausgerichteten Psychotherapie formulierte, hat in den letzten Jahrzehnten zunehmend auch Eingang in den allgemeinen psychologischen und psychotherapeutischen Diskurs gefunden. Baumeister und Vohs beschreiben im *Oxford Handbook of Positive Psychology* die Pionierarbeit und die historischen Zusammenhänge und Entwicklungen von Frankls Beiträgen in Psychologie und Psychotherapie wie folgt:

> Psychologists gradually have begun to study meaning in life. Frankl's (1959/1976) early work emphasized the importance of finding value in life, and he is widely credited with being a pioneer in the study of meaning. His work constituted a courageous rebellion against the behaviourist and psychodynamic paradigms that dominated psychological theorizing at that time. [...] Still, these works were isolated intellectually from the main work of their time.[13]

---

12 Für eine detaillierteren ideen- und wissenschaftshistorischen Abriss der Entwicklung der Logotherapie und Existenzanalyse, siehe Batthyány, A. (2019). „... denn immer schon war die Person am Werk." Viktor Frankls Weg zur Logotherapie und Existenzanalyse. In Korsch, D. (Hrsg.) (2019). *Die heilende Kraft des Sinns: Viktor E. Frankl in philosophischer, theologischer und therapeutischer Betrachtung*. München: Kohlhammer.

13 Baumeister, R.F., & Vohs, K.D. (2002). The pursuit of meaningfulness in life. In C.R., Snyder and S.J. Lopez (2002). (Hrsg.).

Ein Blick in die historischen Entwicklungen der Logotherapie und Existenzanalys zeigt denn auch tatsächlich, dass Frankls Werk insbesondere im internationalen Kontext in den ersten Nachkriegsjahren vergleichsweise isoliert da stand – in Österreich fand vor allem die *Ärztliche Seelsorge* zwar schon früh Anklang (die erste Auflage dieses Grundlagenwerks zur Logotherapie und Existenzanalyse war innerhalb von nur drei Tagen vergriffen). Sein im selben Jahr erschienenes, heute international bekanntestes Buch – *trotzdem Ja zum Leben sagen* (die ersten beiden Auflagen erschienen unter dem Titel *Ein Psycholog erlebt das Konzentrationslager)* – verkaufte sich jedoch in Österreich zunächst schleppend: Der Verlag hatte aufgrund des Bekanntheitsgrades des Autors der *Ärztlichen Seelsorge* in Anschluss an die erste – allerdings ohne Autorenangabe auf der Titelseite; Frankl wollte das Buch zunächst anonym erscheinen lassen – Auflage (3.000 Exemplare) bereits eine zweite Auflage in Druck gegeben. Diese fand jedoch so wenige Abnehmer, dass ein Großteil der zweiten Auflage makuliert wurde, nachdem Frankl selbst vom Verlag etwa hundert Exemplare vergünstigt erwarb und dem KZ-Verband spendete.

Es gibt vermutlich mehrere Gründe, weshalb sich das Buch zunächst im Wien der Nachkriegsjahre schwer auf dem Markt durchsetzen konnte, obwohl Frankl selbst bald ein gefragter Vortragender war und in seinen Reden und Radiovorträgen mitunter über dieselben Themen referierte, die auch in ... *trotzdem Ja zum Leben sagen* zur Sprache kommen. Wahrscheinlich mit ein Hauptgrund für die verhaltene Aufnahme des Buches mag sein Ersttitel gewesen sein (*Ein Psycholog erlebt das Konzentrationslager*), den Frankl später wohl auch nicht grundlos überarbeitete: Es war dies das erste und letzte Mal, dass Frankl einen Buchtitel

---

*Handbook of Positive Psychology*. New York: Oxford University Press, S. 608.

änderte, ohne zugleich den Inhalt des betreffenden Buches selbst zu verändern.

Seine eigentliche Wirkung sollte das Buch – und damit bald auch Logotherapie und Existenzanalyse – mit zehnjähriger Verzögerung vor allem mit der durch den seinerzeitigen Präsidenten der American Psychological Association, Gordon W. Allport, geförderten amerikanischen Ausgabe entfalten. Die Übersetzung erschien 1959 unter dem Titel *From Death-Camp to Existentialism* (ab 1963 unter dem Titel: *Man's Search for Meaning*) bei Beacon Press in Boston (Frankl 1959/1963) und avancierte schnell zu einem internationalen Bestseller: Weltweit sind in mittlerweile in mehr als 150 Auflagen rund 15 Millionen Exemplare des Buches verkauft worden.

Weitere Publikationen und Übersetzungen folgten, in denen Frankl die Theorie und Praxis der Logotherapie und Existenzanalyse vertiefte und ihre Anwendungsbereiche einer breiten Öffentlichkeit zugänglich machte. Insgesamt waren es zweiunddreißig Bücher, die Frankl zu Lebzeiten veröffentlichte. Sie wurden in über 40 Sprachen übersetzt.

Im Gefolge des internationalen Durchbruchs von *Man's Search for Meaning* fand die Logotherapie ab den späten Fünfzigern zunehmend Einzug in die internationale wissenschaftliche Gemeinschaft: Frankl wurde weltweit zu Vorträgen, Seminaren und Vorlesungen eingeladen. Auch Amerikas *scientific community* wurde zunehmend auf Frankl aufmerksam: Es folgten Gastprofessuren an der Harvard University in Boston sowie an den Universitäten in Dallas und Pittsburgh. Die United States International University in Kalifornien errichtete eigens für Frankl ein Institut und eine Professur für Logotherapie und Existenzanalyse. Insgesamt über 200 Universitäten auf allen fünf Erdteilen luden Frankl zu Vorträgen und Gastvorlesungen ein. Frankl erhielt 29 Ehrendoktorate und zahlreiche bedeutende Ehrungen und Auszeichnungen für sein wissenschaftliches und psychotherapeutisches Werk, darunter die Ehrenmitgliedschaft der Österreichischen Akademie der Wissenschaften.

Es war Viktor Frankl damit im Gegensatz zu zahlreichen anderen Pionieren vergönnt, noch zu Lebzeiten die Früchte seiner Bemühungen um eine um existentielle Anliegen und geistige Aspekte erweiterte Psychotherapie zu sehen. Auch heute – rund ein Vierteljahrhundert nach seinem Tod – ist Frankl einer der meistzitierten existentiell ausgerichteten Psychiater; sein Werk ist weit verbreitet: Derzeit (2025) gibt es rund 140 Institute in 45 Ländern, die die von Frankl begründete klassische Logotherapie und Existenzanalyse in vielfältigen klinischen und sozialen Bereichen anwenden, bzw. lehren.[14]

Zudem existiert seit ungefähr Mitte der 1960er Jahre ein ausgesprochen produktiver empirischer Forschungszweig innerhalb der Logotherapie und Existenzanalyse. So sind seit 1975 rund 700 empirische Studien zur Motivationstheorie, diagnostischen Validität und klinischen Wirksamkeit logotherapeutisch und existenzanalytisch orientierten therapeutischen Arbeitens erschienen, die Frankls Therapiekonzept eine hohe Wirksamkeit attestieren und/oder neue Wirkungsfelder und Anwendungen der Logotherapie und Existenzanalyse erschließen.[15]

---

14 Siehe die Liste der akkreditierten Institute auf www.viktorfrankl.org

15 Batthyány, A., & Guttmann, D. (2005). *Empirical research in logotherapy and meaning-oriented psychotherapy*. Zeig, Tucker & Theisen; Batthyány, A. (2011). Over thirty-five years later: Research in logotherapy since 1975. In V. Frankl (Ed.), *Man's search for ultimate meaning (pp. 169–188)*. Rider; Thir, M., & Batthyány, A. (2016). The state of empirical research on logotherapy and existential analysis. In A. Batthyány (Ed.), *Logotherapy and existential analysis. Proceedings of the Viktor Frankl Institute Vienna* (Vol. 1, pp. 53–74). Springer; Batthyány, A. (2021).

### 3.3 Was die Logotherapie und Existenzanalyse zu dem macht, was sie ist: Alleinstellungsmerkmale und Identität

Die im Vergleich zu anderen im unmittelbaren zeitlichen Umfeld des zweiten Weltkriegs gegründeten psychotherapeutsichen Schulen erst zögerliche, dann aber um so rasantere internationale Ausbreitung und Anerkennung der Logotherapie und Existenzanalyse als eigenständige Psychotherapie ist aus wissenschafts- und ideenhistorischer Perspektive in gleich mehrerlei Hinsicht bemerkenswert; eigentlich scheint sie sogar bis zu einem gewissen Grad höchst unwahrscheinlich.

Das spiegelt sich schon in der Tatsache wider, dass bis zum heutigen Tage Uneinigkeit darüber herrscht, unter welchen Überbegriff man Frankls Logotherapie und Existenzanalyse stellen soll. Manche Systematiken ordnen sie den humanistischen Verfahren zu, andere verorten sie eher im Bereich der transpersonalen Psychologie, wieder andere betrachten sie als Teil des Spektrums der kognitiv ausgerichteten Therapien. Frankl selbst nahm eine eher kritische Haltung gegenüber diesen Zuordnungen ein. Vor allem hinsichtlich der etwa durch Charlotte Bühler vorgeschlagenen Klassifizierung der Logotherapie und Existenzanalyse als humanistisches Verfahren hielt er entgegen, dass eines die humanistische Psychologie definierenden Handlungsziele die Selbstverwirklichung sei, letztere aber aus anthropologischen Gründen nicht im eigentlichen Sinne Ziel logotherapeutischen und existenzanalytischen Handelns sein kann, sondern eher als ein Nebeneffekt authentischer und sinnorientierter Lebensgestaltung verstanden wird – und angesichts

---

*Recent studies on the clinical relevance and/or effectiveness of logotherapy and existential analysis (2015–2021).* VFI Research Dept.; Reker, G.T. (1994). Logotheory and logotherapy: Challenges, opportunities, and some empirical findings. In *International Forum for Logotherapy* (Vol. 17, No. 1, pp. 47–55).

derart unterschiedlicher Therapieziele und Prämissen (und ihrem zugrundeliegendem theoretischen Unterbau) die klassische Logotherapie und Existenzanalyse ehrlicherweise anders klassifiziert werden müsse.[16] Hingegen trifft die Zuordnung zu den transpersonalen Verfahren schon eher das logotherapeutische und existenzanalytische Kerncharakteristikum der Selbsttranszendenz, wenngleich in einigen transpersonalen Zusammenhängen darunter manchmal auch eine Art Überschreitung des Selbsterlebens an sich gemeint ist, während Frankl den Begriff eher dialogisch als eine aus dem bewussten Selbsterleben geborene Zuwendung zu Gehalten verstand, die nicht wieder im Selbst und seinen Bedingtheiten oder Zuständen begründet sind (dazu gleich mehr). Fraglos sind zugleich weite Überschneidungen mit kognitiven Verfahren gegeben, obwohl auch diese nur einen Teilbereich der logotherapeutisch-existenzanalytischen Arbeit umfassen.

Andere Zuordnungen sind mehr länderspezifisch und vermutlich historisch gewachsen – in Israel etwa wird die Logotherapie und Existenzanalyse meist dem Umfeld der Individualpsychologie Alfred Adlers zugeordnet[17] – was sich, wie Titze in seiner hervorragenden Übersichtsarbeit über das Verhältnis der Logotherapie und Existenzanalyse zur Individualpsychologie überzeugend nahelegt[18] – insbesondere angesichts der Entwicklungen der späteren Individualpsychologie tatsächlich auch inhaltlich gut begründen lässt: Es gibt in der Tat beachtliche Konvergenzen zwischen dem Spätwerk Adlers und der Logotherapie und Existenz-

---

16 Frankl, V.E. (1997). Wie humanistisch ist die Humanistische Psychologie? In: Frankl, V.E. (1997). *Der Wille zum Sinn. Ausgewählte Vorträge über Logotherapie*. München: Piper, Anhang.

17 Siehe auch: Taylor, E. (2009). *The mystery of personality. A history of psychodynamic theories*. New York: Springer.

18 Titze, M. (1985). Frankl und die Individualpsychologie. *Wege zum Sinn. Logotherapie als Orientierungshilfe*, 34–54.

analyse. Die Frage der Klassifikation der Logotherapie und Existenzanalyse erweist sich somit als durchaus komplex.

Informelle Umfragen zeigen zugleich, dass die weit überwiegende Mehrheit der Logotherapeuten und Existenzanalytiker der Frage nach der Schulenzuordnung im Allgemeinen keine allzu große Bedeutung beimisst, dafür aber regelmäßig auf die ihnen bedeutsamer scheinenden Alleinstellungsmerkmale vor allem der theoretischen Grundlagen der Logotherapie und Existenzanalyse hinweist.[19] Es spricht einiges dafür, dass es gerade diesen Alleinstellungsmerkmalen geschuldet ist, dass eine eindeutige Zuordnung und Verortung der Logotherapie und Existenzanalyse in der gängigen Psychotherapielandschaft nicht ohne Weiteres gelingen will.

Diese Alleinstellungsmerkmale berühren die Kernzutaten psychologischen, bzw. therapeutischen Verstehens und Handelns, d.h. das Menschen- und Weltbild der Logotherapie und Existenzanalyse, u.a. etwa

(1) die Frage nach der Gestalt der Motivationshierarchie, bzw. konkreter, welche Rolle innerhalb der Motivationshierarchie der Wille zum Sinn innehat, bzw.

(2) die Frage, ob es sich beim Willen zum Sinn schlicht um ein emotionales Bedürfnis nach Sinnerleben handelt („damit es mir gut geht / es sich gut anfühlt") oder um das grundlegendere Anliegen, für etwas oder jemanden gut zu sein (Wille zum Sinn);

(3) bzw. allgemeiner, ob der Wille zum Sinn überhaupt als ein „Bedürfnis" im klassischen Sinne zu operationalisieren ist. Diese Frage stellt die Logotherapie (und beantwortet sie negativ), insofern Bedürfnisse primär defi-

---

19 Batthyány, A. (2019). *Zum heutigen Selbstverständnis der Logotherapie und Existenzanalyse. Ergebnisse zweier internationaler Umfragen.* Mauren: Sommerhochschule des Viktor Frankl Lehrstuhls an der Internationalen Akademie für Philosophie, Fürstentum Liechtenstein.

zitorientiert sind und jene Mittel oder Faktoren, die zur Bedürfnisstillung eingesetzt werden, ihren „Sinn" oder „Wert" bereits in dem Maße verwirklichen, indem sie das Bedürfnis stillen – womit jedoch noch keineswegs ausgemacht ist, ob diese bedürfnisstillenden Mittel oder Faktoren an sich sinnvoll sind oder nicht, bzw. ob sich Sinn überhaupt in dieser Weise verzwecken lässt. Der Satz: „X ist für mich sinnvoll, weil damit mein Bedürfnis nach Sinn gestillt ist" greift diesem Verständnis nach zu kurz, weil er Sinn primär innerpsychisch deutet und nicht selbsttranszendent auf etwas Sinnvolles *an sich* verweist;

(4) damit zusammenhängend die Frage, ob Sinn im Leben des Individuums primär subjektiv oder emotional erschlossen wird oder Sinnmöglichkeiten transsubjektiv gegeben sind, d.h. nicht alleine subjektiv als sinnvoll wahrgenommen („sinnvoll für mich"), sondern auch bewusst oder unbewusst als gegeben sinnvoll erkannt oder erfasst, bzw. entdeckt werden, und

(5) die Frage nach dem Menschenbild, konkreter nach Wesen und Eigenständigkeit des personalen Kerns des Menschen (bzw. der geistigen Person) vis-à-vis dem Psychophysikum (psychiatrisches Credo),

(7) der damit zusammenhängenden Frage nach der Willensfreiheit trotz und über gegebene menschliche Bedingtheiten hinweg (Freiheit nicht „von Bedingtheiten", sondern Freiheit „zu etwas"; psychotherapeutisches Credo).

Weiter unten – vor allem in Teil II dieses Buchs – werden diese Fragestellungen eingehender diskutiert werden. An dieser Stelle soll der Hinweis genügen, dass es sich bei den von Logotherapie und Existenzanalyse bezogenen Positionen zu diesen Fragestellungen schon deswegen um Alleinstellungsmerkmale handelt, weil sie in dieser Dichte von und in keiner anderen derzeit bedeutenden psychotherapeutischen Schule in dieser Komposition und zudem so explizit vertreten werden. Sie alle sind daher für sich – und mehr noch im Zusammenspiel – hochgradig identitätsstiftend: Sie beschreiben gewissermaßen die Kernzutaten der Franklschen Logotherapie und Existenzanalyse sowohl in ihrer Theorie als auch in der Anwendung in ihren diversen Praxisfeldern.

Bemerkenswert ist auch, dass die Logotherapie und Existenzanalyse trotz oder wegen dieses elaborierten theoretischen Grundgerüsts zugleich ihrem Selbstverständnis nach in hohem Maße evidenzbasiert arbeitet. Wie bereits angedeutet, bemühten sich Logotherapeuten und Existenzanalytiker vor allem seit den 1960er Jahren um die empirische Untersuchung sowohl der theoretischen Konzepte als auch der therapeutischen Wirksamkeit der Logotherapie und Existenzanalyse. Sie folgten damit einer Anregung Viktor Frankls, derzufolge die Logotherapie und Existenzanalyse aus dem geschützten Raum der bloßer Theorie treten und sich den Herausforderungen einer empirischen Überprüfung stellen müsse:

> Logotherapy is concerned with the search for meaning not only as a matter of health, and in no way as a matter of morality, but rather as one of the most intrinsic human phenomena. You cannot turn the wheel back and you won't get a hearing unless you try to satisfy the preferences of present-time Western thinking, which means the scientific orientation or, to put it in more concrete terms, our test and statistics mindedness [...]. That's why I welcome all sober and solid empirical research in logotherapy, how ever dry its outcome may sound.[20]

---

20 Frankl, V.E. & Fabry, J.B. (1978–1979). Aspects and prospects of logotherapy: A dialogue with Viktor Frankl. In: *The International Forum for Logotherapy Journal of Search for Meaning*, 2, 8–11.

Es mag zunächst paradox erscheinen, dass ausgerechnet die Logotherapie und Existenzanalyse – trotz ihres beachtlichen philosophischen Inventars – weit früher und in weit größerem Maße als ihre ideengeschichtlich benachbarten Schulen (Psychoanalyse, Individualpsychologie, analytische Psychotherapie und Daseinsanalyse) die Herausforderung empirischer und klinischer Überprüfung nicht nur annahmen, sondern sie geradezu suchte – was sich nicht zuletzt in zahlreichen Forschungsaktivitäten und -publikationen widerspiegelt.

## 3.4 Psychologismus und Pathologismus als Kontaminanten gelungener Begegnung

Nun ist hier weder der Ort noch der Raum, auf den Kanon empirischer Daten zur Logotherapie und Existenzanalyse weiter einzugehen.[21] Lediglich ein wesentlicher Grundbefund aus diesem Kanon sei an dieser Stelle herausgegriffen, weil er unmittelbar zum Kernthema dieses Buchs führt: Denn was diese empirischen und klinischen Überprüfungen neben Einzelbefunden in der Zusammenschau auch zeigen, ist, dass Menschen- und Weltbildern an sich bereits eine hohe therapeutische Relevanz und Wirksamkeit zukommt: Sie können nutzen, helfen und ermutigen; sie können aber

---

21 Batthyány, A., & Guttmann, D. (2005). *Empirical research in logotherapy and meaning-oriented psychotherapy*. Zeig, Tucker & Theisen; Batthyány, A. (2011). Over thirty-five years later: Research in logotherapy since 1975. In V. Frankl (Ed.), *Man's search for ultimate meaning* (pp. 169–188). Rider; Thir, M., & Batthyány, A. (2016). The state of empirical research on logotherapy and existential analysis. In A. Batthyány (Ed.), *Logotherapy and existential analysis. Proceedings of the Viktor Frankl Institute Vienna* (Vol. 1, pp. 53–74). Springer; Batthyány, A. (2021). *Recent studies on the clinical relevance and/or effectiveness of logotherapy and existential analysis (2015–2021)*. VFI Research Dept.

auch entmutigen, schaden und den oftmals ohnehin schon in übermäßiger Egozentrik gefangenen verunsicherten Menschen sogar gelegentlich auf seine tatsächlichen oder subjektiv so wahrgenommenen Defizite, Bedingtheiten oder Herausforderungen reduzieren, bzw. fixieren (Hyperreflexion), statt ihn zu einer offeneren und freieren Begegnung mit sich, der Welt, anderen Menschen und neuen Handlungs- und Erfahrungshorizonten hin zu ermutigen.[22] Ein unausgewogenes Hinleuchten auf einzelne (positive wie negative) psychologische Aspekte des vielschichtigen Gesamtbilds menschlicher Existenz – etwa auf biographische oder aktuelle äußere und innere Bedingtheiten – kann nach Frankls Verständnis somit zu einer weiteren Einengung des Erlebnis-, Handlungs- und damit Erfahrungshorizonts des Patienten und in Folge zur Verarmung auch des therapeutischen Prozesses führen. Der Blick nur oder vor allem auf das leib-seelisch Gewordene – und damit Unabänderliche – wird mit anderen Worten der Tatsache nicht gerecht, dass menschliches Leben nicht nur kausal von seiner Vergangenheit (und Bedingtheit) her gedacht und verstanden werden kann, sondern grundsätzlich auch final auf eine offene, gestaltbare Gegenwart und Zukunft ausgerichtet ist.

Diese Gestaltbarkeit oder Offenheit beschreibt damit etwas Mögliches oder Freies in Abgrenzung zur leib-seelischen Bedingtheit. Im Verständnis von Frankls Logotherapie und Existenzanalyse ist folglich nicht nur die Welt

---

22 Denovan, A., Dagnall, N., & Lofthouse, G. (2019). Neuroticism and somatic complaints: concomitant effects of rumination and worry. *Behavioural and cognitive psychotherapy*, 47(4), 431–445; Whisman, M.A., du Pont, A., & Butterworth, P. (2020). Longitudinal associations between rumination and depressive symptoms in a probability sample of adults. *Journal of affective disorders*, 260, 680–686; Whitehead, R., Bates, G., Elphinstone, B., Yang, Y., & Murray, G. (2018). Letting go of self: The creation of the nonattachment to self scale. *Frontiers in psychology*, 9, 2544.

selbst Gestaltungsraum; auch sich selbst kann der Mensch noch mitgestalten, weil er wesentlich – dimensonal – mehr ist als die durch kausale Determinanten bedingten Dimensionen Leib und Seele (Psychophysikum). Frankl nennt diese wahlfreie, gestaltende Instanz das Geistige, bzw. die geistige oder noetische Person: Sie ist wesentlich frei, aber zugleich eingebunden in ein Beziehungsgeflecht unterschiedlichster Determinanten und Bedingtheiten. Gemeint ist damit u.a., dass es vor dem Hintergrund des Menschen- und Freiheitsverständnisses der Logotherapie und Existenzanalyse Aspekte menschlichen Daseins gibt, die sich noch relativ frei ihren psychophysischen Bedingtheiten gegenüber-, bzw. sich zu diesen einstellen und erst dadurch – genaugenommen nur dadurch – neue Entscheidungs- und Handlungsspielräume erschließen können. Es ist somit eine der Schlüsselideen der Logotherapie und Existenzanalyse, dass der Mensch einerseits fortwährend in ein soziales, psychologisches und physiologisches Milieu eingefügt ist, zugleich aber qua Geistigkeit gegebenenfalls von den „natürlichen" Folgen dieser Bedingtheiten abrücken kann, wenn er auf seine Entscheidungsmöglichkeiten blickt – und sich bei der Wahl dieser Entscheidungsmöglichkeiten nicht wieder von seiner Bedingtheit, sondern von tatsächlich individuell gegebenen Sinnpotentialen der jeweiligen Situation ansprechen lässt.

Die Logotherapie und Existenzanalyse Frankls versucht folglich unter Einbeziehung der geistigen Dimension des Menschen „in den Raum der im eigentlichen Wortsinn menschlichen Phänomene einzusteigen, um Ressourcen zu mobilisieren, die einzig und allein dieser Dimension zugänglich sind"[23]; sie ist in diesem Sinne eine „Psychothera-

23 Frankl, V.E. (1997). *Der Wille zum Sinn. Ausgewählte Vorträge über Logotherapie*. München: Piper, S. 180.

pie vom Geistigen her".[24] Es geht ihr mit anderen Worten u.a. darum, Freiheit in Bedingtheit wahrzunehmen und Finalität der Kausalität entgegenzuhalten – schlicht, weil der Mensch, so lange er bei Bewusstsein ist, angesichts seiner freien Geistigkeit nicht auf seine leib-seelische und andere Bedingtheiten reduziert werden kann:

> Die psychophysische Anlage und neben der vitalen Anlage, die soziale Lage machen mitsammen die naturale Stellung des Menschen aus; sie aber ist nicht das letztlich Entscheidende. Letztlich entscheidend ist vielmehr die geistige Person – die personale Einstellung zur naturalen Stellung. Wo es aber um eine Einstellung geht, ist alle mal auch eine existentielle Umstellung möglich.[25]

Diese Perspektive ernstzunehmen, bedeutet allerdings auch schon vor jedem etwaigen therapeutischen Hinarbeiten auf „existentielle Umstellungen", alles menschliche Erleben und Handeln insgesamt nicht nur vor dem Hintergrund psychophysischer Bedingheit und Kausalketten zu lesen, sondern in das Verstehen jeglicher menschlichen Äußerung auch das Geistige einzubeziehen – es sogar als das primär Menschliche wahrzunehmen und zu würdigen. Frankl spricht in diesem Zusammenhang vom Geistigen sogar als von der „eigentlich humanen Dimension"[26], deren Ausklammern folglich auch bedeute, dass man fortlaufend das Risiko eingeht, den Menschen nicht in seiner Ganz- und Gesamtheit wahrzunehmen; ihn genaugenommen auch gar noch nicht in seiner Einmaligkeit und Einzigartigkeit jenseits seiner psychophysischen Bedingtheit verstehen zu können: Auch komplexe psychologische und physiologische Prozesse sind

---

24 Frankl, V.E. (1997). *Der leidende Mensch. Anthropologische Grundlagen der Psychotherapie*. Bern: Huber, S. 69.

25 A.a.O., S. 151.

26 Frankl, V.E. (1997). *Ärztliche Seelsorge. Grundlagen der Logotherapie und Existenzanalyse*. Frankfurt/Main: Fischer, S. 230.

ihrem Wesen nach objektivierbar und wiederhol- und daher auch austauschbar. Personen sind es nicht; folglich sind sie mehr als die Summe solcher Prozesse.

Der Versuch, menschliches Erleben, Denken, Empfinden, Entscheiden und Handeln unter Ausklammerung der geistigen Dimension alleine psychophysischen Ursachen zuzuordnen, bzw. mit psychophysischen Prozessen gleichzusetzen, stellt unter diesem Vorzeichen eine unzulässige Vereinfachung, bzw. eine eigene Form des Reduktionismus dar – namentlich den Psychologismus:

> Der Psychologismus ist blind für das Geistige. So kommt es, dass er auch an der geistigen Person vorbeisieht. Der Psychologismus behandelt die Person so, wie das Gegenteil davon behandelt wird, nämlich als eine Sache. Die Person wird also vom Psychologismus versachlicht, objektiviert. Wer jedoch von der geistigen Person so spricht, als ob sie bloß eine Sache wäre, der redet an ihr vorbei. Denn die Person entzieht sich dem versachlichenden Zugriff. Personale Existenz ist nämlich nicht restlos objektivierbar.
>
> Aber nicht nur die geistige Person, auch die geistigen Akte werden zum Objekt. Geistige Akte sind jedoch ihrem Wesen nach allemal intentional, und das heisst nichts anderes, als dass sie ihrerseits Objekte haben, auf die sie eben intentional gerichtet sind. Im Augenblick, in dem Akte nun selber zum Objekt gemacht werden, entschwinden ihre eigenen Objekte unseren Blicken. Da es sich bei diesen Objekten in erster Linie um die – objektiven! – Werte handelt, ergibt sich, dass der Psychologismus ebenso wertblind ist wie geistblind.[27]

Frankl warnte in diesen Zusammenhängen (u.a. vor dem Hintergrund der Vorarbeiten von Husserl und Allers) mit Blick auf die Psychotherapie zudem nicht nur vor der psy-

---

27 Frankl, V.E. (1997). *Der leidende Mensch. Anthropologische Grundlagen der Psychotherapie*. Bern: Huber, S. 170.

chologistischen, sondern auch vor der unmittelbar benachbarten pathologistischen Versuchung, das Selbst- und Weltverständnis – und auch noch existentielle Anliegen – des Menschen vornehmlich im Zerrspiegel der Bedingtheit oder vereinzelter psychischer Störungsfaktoren fehlzudeuten.

Eine Psychotherapie etwa, die in diesem Sinne die geistigen Anliegen des Menschen von vorneherein im Sinne des Psychologismus, bzw. Pathologismus nicht anzuerkennen bereit ist, wird somit auch nicht in der Lage sein, diesen gerecht zu werden; sie bleibt folglich nicht nur oberflächlich und unvollständig, sondern riskiert auch laufende falschpositive Heilungs- bzw. Krankheitsdiagnosen. Denn paradoxerweise pathologisiert das psychologistische, bzw. pathologistische Programm vorschnell das zentrale menschliche Bedürfnis nach Sinn und erklärt andererseits Patienten ebenso vorschnell als geheilt, wenngleich es im besten Fall nur Symptomfreiheit garantiert, nicht aber die bewusste Hinführung zu einer Welt, die vom Patienten als werthaft zu erleben und sinnvoll zu gestalten ist.

### 3.5 Gegenübertragungsphänomene in der Psychotherapie: das Menschenbild als Mediator

Was unter dem Vorzeichen von Psychologismus und Pathologismus vor allem im therapeutischen Setting geschieht oder geschehen und wirken kann, ist zudem weitaus konkreter und vielschichtiger, als es sich auf den ersten Blick einer rationalen Analyse beider Phänomene erschließen mag. Es handelt sich hier also nicht nur um theoretisch relevante Reduktionismen; vielmehr haben sie über den Mediator „Menschenbild" auch unmittelbare Auswirkungen auf die Gestalt der psychotherapeutischen Begegnung selbst: Wir wissen heute etwa nicht zuletzt durch die Erkenntnisse zur Gegenübertragungsproblematik in der tiefenpsychologisch orientierten Forschung, wie grundlegend die Haltung und Erwartungen des Therapeuten den therapeutischen Prozess und dessen Ergebnis beeinflussen können.[28] Vor allem zeigt diese Forschung auch, wie subtil und daher leicht übersehbar die Signale sein können, die diese Einflüsse ausüben.[29] Überraschend sind diese Forschungsergebnisse

---

28 Klug, G., Henrich, G., Kächele, H., Sandell, R., & Huber, D. (2008). Die Therapeutenvariable. *Psychotherapeut*, 53, 83–91; Vargas, H.L., & Wilson, C. M. (2011). Managing worldview influences: Self-awareness and self-supervision in a therapeutic relationship. *Journal of Family Psychotherapy*, 22(2), 97–113; McGovern, M. (2021). Psychotherapists' Lived Experience of Psychological Blind Spots: Findings from a Hermeneutic Phenomenological Enquiry. *Journal of Counselling and Psychotherapy*, 1995, 22; Bilgrave, D.P., & Deluty, R.H. (2002). Religious beliefs and political ideologies as predictors of psychotherapeutic orientations of clinical and counseling psychologists. *Psychotherapy: Theory, Research, Practice, Training*, 39(3), 245; Taubner, S., Munder, T., Möller, H., Hanke, W., & Klasen, J. (2014). Selbstselektionsprozesse bei der Wahl des therapeutischen Ausbildungsverfahrens: Unterschiede in therapeutischen Haltungen, Persönlichkeitseigenschaften und dem Mentalisierungsinteresse. *PPmP-Psychotherapie·Psychosomatik·Medizinische Psychologie*, 64(06), 214–223; Toska, G.A., Neimeyer, G.J., Taylor, J.M., Kavas, A.B., & Rice, K.G. (2010). Epistemology and allegiance: Exploring the role of therapists' epistemic commitments on psychotherapy outcomes. *European Journal of Psychotherapy and Counselling*, 12(1), 65–75; Bartholomew, T.T., Gundel, B.E., Li, H., Joy, E.E., Kang, E., & Scheel, M.J. (2019). The meaning of therapists' hope for their clients: A phenomenological study. *Journal of Counseling Psychology*, 66(4), 496; Crameri, A., Tschuschke, V., Koemeda, M., Schulthess, P., & von Wyl, A. (2020). The therapists' training and their attitudes towards therapy as predictors of therapeutic interventions. *Journal of Contemporary Psychotherapy*, 50(1), 67–76; Ryan, W.J., Conti, R.P., & Simon, G.M. (2013). Presupposition compatibility facilitates treatment fidelity in therapists learning structural family therapy. *The American Journal of Family Therapy*, 41(5), 403–414.

29 Ramseyer, F., & Tschacher, W. (2011). Nonverbal synchrony in psychotherapy: coordinated body movement reflects relationship quality and outcome. Journal of consulting and clinical psy-

chology, 79(3), 284; Koole, S.L., & Tschacher, W. (2016). Synchrony in psychotherapy: A review and an integrative framework for the therapeutic alliance. *Frontiers in psychology*, 7, 862; Wohltjen, S., & Wheatley, T. (2021). Eye contact marks the rise and fall of shared attention in conversation. *Proceedings of the National Academy of Sciences*, 118(37), e2106645118; Chartrand, T.L., & Lakin, J.L. (2013). The antecedents and consequences of human behavioral mimicry. *Annual review of psychology*, 64(1), 285–308; Constantino, M.J., Boswell, J.F., & Coyne, A.E. (2021). Patient, therapist, and relational factors. *Bergin and Garfield's handbook of psychotherapy and behavior change*, 225–262; Wheatley, T., Thornton, M.A., Stolk, A., & Chang, L.J. (2024). The emerging science of interacting minds. *Perspectives on Psychological Science*, 19(2), 355–373; Morán, J., Martínez, C., Tomicic, A., Pérez, J.C., Krause, M., Guzmán, M., ... & de la Cerda, C. (2016). Verbal and nonverbal expressions of mutual regulation in relevant episodes of psychotherapy/Manifestaciones verbales y no verbales de la regulación mutua en episodios relevantes de psicoterapia. *Studies in Psychology*, 37(2–3), 548–579; Klapprott, F., Kästner, D., Strauß, B., & Gumz, A. (2024). The role of prosody in therapists' speech: A scoping review. *Clinical Psychology: Science and Practice*; Del Giacco, L., Anguera, M.T., & Salcuni, S. (2020). The action of verbal and non-verbal communication in the therapeutic alliance construction: a mixed methods approach to assess the initial interactions with depressed patients. Frontiers in psychology, 11, 234; Rocco, D., Pastore, M., Gennaro, A., Salvatore, S., Cozzolino, M., & Scorza, M. (2018). Beyond verbal behavior: An empirical analysis of speech rates in psychotherapy sessions. *Frontiers in psychology*, 9, 978; García, E., & Di Paolo, E.A. (2018). Embodied coordination and psychotherapeutic outcome: Beyond direct mappings. *Frontiers in psychology*, 9, 1257; Ramseyer, F.T. (2020). Exploring the evolution of nonverbal synchrony in psychotherapy: The idiographic perspective provides a different picture. *Psychotherapy Research*, 30(5), 622–634; Jennissen, S., Huber, J., Ditzen, B., & Dinger, U. (2024). Association between nonverbal synchrony, alliance, and outcome in psychotherapy: Systematic review and meta-analysis. *Psychotherapy Research*, 1–16; Negri, A., De Bei, F., Christian, C., & Rocco, D. (2022). Relationship between countertransference and emotional communication in the counselling process. *Mediterranean Journal of Clinical Psychology*, 10(3); Høglend, P. (2004). Analysis of transference in psychodynamic psychotherapy:

zudem auch nur so lange, bis man sich vor Augen führt, was für eine ungewöhnliche Begegnungsform das therapeutische Setting eigentlich beschreibt: Ein Mensch vertraut sich einem ihm bis dahin meist nicht bekannten anderen Menschen an, der mindestens ebenso eingebunden ist seine eigene Lebenswelt und -anschauung und menschlichen Herausforderungen. Gemeinsam geht man auf die Suche nach Verstehen, nach Möglichkeiten, nach „Lösungen". In einem solchen dynamischen Feld nuancierter und komplexer, oft vertraulichster Offenbarungen und Wechselwirkungen ist die Frage daher weniger, *ob* der Therapeut weitaus mehr Signale an den Patienten aussende, als ihm vielleicht selbst bewusst ist. Zahlreiche Forschungsarbeiten legen nahe, dass das jedenfalls geschieht.[30] Die Frage ist vielmehr, *welche* Signale er aussendet – ob seine bewusst und unbewusst ausgesendeten Signale eine heilende oder hemmende (oder gar einengende, suggestive und/oder einschüchternde) Wirkung auf den Patienten haben, weil etwa die „eigentlich humane Dimension" des Patienten (und seiner Freiheit und Verantwortung) im psychologistischen oder pathologistischen Sinne negiert oder ignoriert wird.

Auf diesem Wege subtiler Gegenübertragungsphänomene können somit also sowohl explizite als auch implizite Erwartungen des Therapeuten starke Auswirkungen auf das Selbst- und Welterleben und die weitere Entwicklung des Patienten haben; sie können gegebenenfalls auch das gesamte therapeutische Setting reduktionistisch (bzw. psychologistisch oder pathologistisch) „kontaminieren". Nicht zuletzt vor dem Hintergrund dieser Erfahrungen und Befunde hat Viktor Frankl wiederholt auf die überragende Bedeutung der inneren Haltung des Therapeuten hingewiesen und

---

a review of empirical research. *Canadian Journal of Psychoanalysis*, 12(2), 279.

30 Ebda.

ging bisweilen soweit, dieser inneren Haltung und der darauf aufbauenden personalen Begegnung zwischen Therapeut und Patient eine ebenso große, mitunter sogar noch weit größere therapeutische Bedeutung beizumessen als den jeweils eingesetzten therapeutischen Methoden.[31] Es wäre in diesem Zusammenhang eine eigene Untersuchung wert (sie ist meines Wissens nach noch nicht durchgeführt worden), ob und inwieweit die philosophischen Grundlagen der Logotherapie und Existenzanalye, vor allem das unbedingte Bekenntnis zum Geistigen im Menschen und seiner Freiheit, durch das Schaffen der Voraussetzungen einer „heilsamen" Haltung des Therapeuten selbst eine eigene (lehr)therapeutische Größe darstellen.

Es liegt jedenfalls nahe, dass unter diesen Vorzeichen auch umgekehrt die an sich besten und wirkungsvollsten Methoden, auf ein unrealistisches oder die konkreten personalen Lebenszusammenhänge und -möglichkeiten des Patienten falsch einschätzendes Ziel hin eingesetzt, im besten Fall wirkungslos, schlimmerenfalls aber mehr schaden können als nutzen. Dementsprechend umfänglich weiß die wissenschaftliche Literatur von Therapieschäden (iatrogenen Neurosen) durch weltanschauliche Oktroi, Entmutigung und unzureichend abgesicherten Diagnosen und Prognosen, Erwartungsdruck und anderweitig missbräuchlichem oder manipulativem Gebrauch an sich therapeutisch wirksamer Methoden und „Techniken" zu berichten.[32] Auch

---

31 Frankl, V.E. (1991). *Die Psychotherapie in der Praxis: eine kasuistische Einführung für Ärzte*. Piper; Frankl, V.E. (1949). Über Lehrbarkeit und Lernbarkeit der Psychotherapie. *Festschrift Zum 70. Geburtstag Von Professor Dr. Otto Pötzl*. Innsbruck: Universitätsverlag Wagner.

32 Gerhardinger, S. (2020). *Risiken und Nebenwirkungen. In Entwicklung der Therapeutenpersönlichkeit* (S. 125–131). Springer, Berlin, Heidelberg; Schwartze, D., & Strauß, B. (2018). Zur Definition und Erfassung von Kunstfehlern und Kunstfehlerfolgen in der Psychotherapie. *Trauma & Gewalt*, 12(4), 296–306; Fava,

kann ein rigides Festhalten an bestimmten therapeutischen Schemata selbst Ausdruck eines theoretischen oder weltanschaulichen Bias sein – etwa dann, wenn das psychologische Modell, auf das der Therapeut sein Handeln stützt, weder der Lebenswirklichkeit und den Anliegen noch vor allem der Einmaligkeit, Einzigartigkeit und Freiheit trotz Bedingtheit des Patienten bzw. Klienten gerecht wird. Dazu unten mehr.

## 3.6 Weite und Grenzen der Anschlussfähigkeit der Logotherapie und Existenzanalyse

Angesichts seines Verständnisses der Individualität der geistigen (als eigentlich menschlichen) Dimension und Einmaligkeit der jeweils konkreten Situation des Patienten betonte Frankl daher bereits früh die für jeden therapeutischen Prozess wesentliche Rolle der therapeutischen Improvisationsgabe (d. h. der individuellen Zuwendung zum Patienten und seiner jeweils einmaligen Lebenssituation und -zusammenhänge) und freie, individuell angepasste Methodenwahl.[33] Aus Sicht der Logotherapie und Existenzanalyse ist ein solches Vorgehen folglich nicht nur Ausdruck des ohnedies selbstverständlichen Bemühens um ein maßgeschneidertes, an die Anliegen, Stärken und Schwächen des Hilfesuchenden angepasstes, individualisiertes Therapiekonzept – es ist mindestens im selben Ausmaß auch Folge und Ausdruck ihres philosophisch (und phänomenologisch) erschlossenen und begründeten Konzepts des stets neu zu verstehenden

---

G.A., & Rafanelli, C. (2019). Iatrogenic factors in psychopathology. *Psychotherapy and psychosomatics*, 88(3), 129–140.

33 Frankl, V.E. Theorie und Therapie der Neurosen: Einführung in Logotherapie und Existenzanalyse. München, Basel: Reinhardt, 8., aktualisierte Auflage 1999 (erstm. 1956).

Zusammenspiels aus Individuum und Situation (s.o.) und der unbedingten Freiheit der geistigen Person.[34]

Therapeutisch Arbeiten heißt unter diesen Annahmen damit notwendig, die Bereitschaft aufzubringen, sich auf die jeweils konkrete Person und Situation des Anderen einzulassen. Es ist eine stets neue Begegnung schon deswegen, weil sich dem Verständnis von Logotherapie und Existenzanalyse nach weder Personen noch Situationen „wiederholen" oder auch nur hinreichend genug ähneln, als dass man dasselbe therapeutische „Schema" mehr als nur einmal angemessen zur Anwendung bringen kann: Es gibt in existentiellen Belangen weder Stellvertreter noch Wiederholungen.

Macht der Therapeut ernst mit dieser Einsicht, verbietet sich zugleich eine allzu dogmatisch oder anderweitig begründete inflexible methodische und inhaltliche Festlegung folglich eigentlich von selbst. Es mag paradox klingen – aber im Grunde sagt all dies, dass die anthropologischen Lehrinhalte der klassischen Logotherapie und Existenzanalyse eine dogmatische Schematisierung der konkreten Anwendung und Methodik grundsätzlich und einigermaßen radikal ausschließen. Ihr Menschenbild stellt eine fundamentale Verteidigung der individuellen Freiheit fest; der Rest ergibt sich in Folge damit quasi von selbst: Somit führt das spezifische Personenverständnis der Logotherapie mehr oder weniger zwangsläufig zur Absage gegenüber allen Versuchen, Psychotherapie zu schematisieren (mit anderen Worten: von einem ent-individualisierten Patienten auszugehen – einen solchen gibt es diesem Verständnis nach nämlich schlichtweg nicht):

> Auf Grund der Einmaligkeit jedes einzelnen „Falles", jedes einzelnen Menschen, der der Psychotherapie bedarf, aber eben in seinem individuellen Sein dem Zugriff

---

34 Frankl, V.E. (1975). *Anthropologische Grundlagen der Psychotherapie*. Bern: Hans Huber.

> aller typisierenden Erfassungsversuche sich entzieht, lässt sich füglich behaupten: Letztlich müsse die Psychotherapie für jeden Kranken eigentlich neu erfunden werden – jene Psychotherapie zumindest, deren er als Einzelner, sohin er als Einziger, einzigartig bedarf.[35]

Vor diesem Hintergrund ist die Logotherapie und Existenzanalyse auch eminent anschlussfähig und kann von der Methodenvielfalt anderer Schulen – von der kognitiven Verhaltenstherapie bis hin zur positiven Psychologie[36], der Self-Determination Theory[37], und jüngeren psychotherapeutischen Schulen wie der Acceptance and Commitment Therapie[38], der Moral Reconation Therapy[39], aber auch (der späten) Individualpsychologie und Daseinsanalyse, usw. –

---

35 Ebda., S. 22.

36 In einer direkten Gegenüberstellung und im Dialog mit der Logotherapie etwa in: Batthyány, A., & Russo-Netzer, P. (Eds.). (2014). *Meaning in positive and existential psychology*. New York, NY: Springer.

37 Deci, E.L., & Ryan, R.M. (Eds.). (2004). *Handbook of self-determination research*. University Rochester Press; Adams, N., Little, T.D., & Ryan, R.M. (2017). *Self-determination theory. In Development of self-determination through the life-course* (pp. 47–54). Springer, Dordrecht.

38 Hayes, S. C., Strosahl, K.D., & Wilson, K.G. (2009). *Acceptance and commitment therapy*. Washington, DC: American Psychological Association; Hayes, S.C., Strosahl, K.D., Bunting, K., Twohig, M., & Wilson, K.G. (2004). *What is acceptance and commitment therapy?*. In: *A practical guide to acceptance and commitment therapy* (pp. 3–29). Springer, Boston, MA.

39 Little, G.L., & Robinson, K.D. (1988). Moral reconation therapy: A systematic step-by-step treatment system for treatment resistant clients. *Psychological Reports*, 62(1), 135–151; Ferguson, L.M., & Wormith, J.S. (2013). A meta-analysis of moral reconation therapy. *International Journal of Offender Therapy and Comparative Criminology*, 57(9), 1076–1106; Blonigen, D.M., Cucciare, M.A., Timko, C., Smith, J.S., Harnish, A., Kemp, L., ... & Smelson, D. (2018). Study protocol: a hybrid effectiveness-implementation trial of Moral Reconation Therapy in the US Veterans Health Administration. *BMC health services research*, 18(1), 1–9.

erheblich profitieren (wie auch umgekehrt die Erfahrung zeigt, dass Vertreter dieser Schulen auch gern auf logotherapeutische und existenzanalytische Konzepte oder Methoden zurückgreifen; gerade hier ergeben sich seit einigen Jahren gegenseitig sehr bereichernde Kooperationen[40]).

---

40 Ameli, M., & Dattilio, F.M. (2013). Enhancing cognitive behavior therapy with logotherapy: Techniques for clinical practice. *Psychotherapy*, 50(3), 387; Wong, P.T. (2016). Integrative meaning therapy: From logotherapy to existential positive interventions. *Clinical perspectives on meaning: Positive and existential psychotherapy*, 323–342; Southwick, S.M., Gilmartin, R., Mcdonough, P., & Morrissey, P. (2006). Logotherapy as an adjunctive treatment for chronic combat-related PTSD: A meaning-based intervention. *American journal of psychotherapy*, 60(2), 161–174; Wong, P.T. (1997). Meaning-centered counseling: A cognitive-behavioral approach to logotherapy. *In International forum for logotherapy* (Vol. 20, pp. 85–94). Viktor Frankl Institute of Logotherapy; Hutchinson, G.T., & Chapman, B.P. (2005). Logotherapy-enhanced REBT: An integration of discovery and reason. *Journal of contemporary psychotherapy*, 35, 145–155; Baumel, W.T., & Constantino, J.N. (2020). Implementing logotherapy in its second half-century: incorporating existential considerations into personalized treatment of adolescent depression. *Journal of the American Academy of Child and Adolescent Psychiatry*, 59(9), 1012; Pfeifer, E. (2021). Logotherapy, existential analysis, music therapy: Theory and practice of meaning-oriented music therapy. *The Arts in Psychotherapy*, 72, 101730; Schulenberg, S.E., Drescher, C.F., & Baczwaski, B.J. (2014). Perceived meaning and disaster mental health: A role for logotherapy in clinical-disaster psychology. *Meaning in positive and existential psychology*, 251–267; Ameli, M. (2016). Reason, meaning, and resilience in the treatment of depression: Logotherapy as a bridge between cognitive-behavior therapy and positive psychology. *Clinical perspectives on meaning: Positive and existential psychotherapy*, 223–244; Farhadi, M., Vaziri, S., & Pasandideh, M.M. (2021). Evaluation of effectiveness of mindfulness, logotherapy, and Schema therapy on stress, anxiety, and depression in patients with multiple sclerosis. *Iranian Journal of Health Psychology*, 4(2), 21–32; Falahati, M., Shafiabady, A., Jajarmi, M., & Mohamadipoor, M. (2019). Effectiveness of acceptance and commitment therapy and logotherapy on marital satisfaction of veterans' spouses. *Iranian Journal of War and Public Health*,

Diese (potentielle) Methodenvielfalt verdankt sich jedoch weniger nur einer generellen Offenheit gegenüber anderen Schulen und Modellen. Da Logotherapie und Existenzanalyse auf eine Therapie „auf das Geistige [Humane]" hin streben, sind sie vielmehr nahezu prädestiniert dafür, andere Methodenansätze um diese Dimension zu ergänzen.

Einzige Voraussetzung einer solchen Kooperation über Schulen- und Methodengrenzen hinweg ist die Anerkenntnis des Geistigen – oder zumindest die Bereitschaft, es nicht im Sinne des Psychologismus auf rein Psychisches zu reduzieren, bzw. einzuebnen. Ist diese eine Voraussetzung gegeben, steht der Logotherapie und Existenzanalyse tatsächlich das ganze Register unterschiedlichster Methoden zur Verfügung und ist ihr Einsatz je nach Indikation sogar bis zu einem gewissen Grad auch geboten: Weil die Logotherapie und Existenzanalyse durch ihre Einbeziehung und ihr sehr eigenwilliges Verständnis der transmorbiden Natur der geistigen Person gar nicht anders kann, als auf das Individuum und seine Lebenszusammenhänge zu schauen, ist sie auch darauf angewiesen, entsprechende Methodenvielfalt einzusetzen (mit gleich zu besprechenden Ausnahmen).

Kurz: Die zuvor genannten Alleinstellungsmerkmale von Frankls Logotherapie und Existenzanalyse bilden nicht nur die Grundpfeiler eines klar definierten Welt- und Menschenbildes, sondern eröffnen zugleich eine bemerkenswerte therapeutische Gestaltungsfreiheit in Vorgehen und Methodik – ein Umstand, den Frankl selbst mit der Bedeutung der Improvisationsgabe des Therapeuten unterstreicht. So ent-

---

11(3), 139–145; Obi-Nwosu, H., et al. (2019). Effects of logotherapy and Rational Emotive Behavior Therapy (REBT) on tendency to relapse among substance abusers. *Practicum Psychologia*, 2019, 9. Jg., Nr. 1; Dawbarn, K.J., & McQuillan, P. (2020). From Better Access to better outcomes: Integrating logotherapy with Focused Psychological Strategies. *Psychotherapy and Counselling Journal of Australia*, 8(1).

steht die auf den ersten Blick wiederum paradoxe Situation, dass dieser Ansatz einerseits über ein hochentwickeltes theoretisches Fundament verfügt, andererseits jedoch in vielerlei Hinsicht methodisch offener und flexibler ist als viele andere Therapieschulen. Ihre einzige gewissermaßen unverhandelbare Konstante bleibt ihr spezifisches Verständnis vom Menschen (und in Folge der Welt als Gestaltungsraum des Geistigen). Seine therapeutische Umsetzung ist wesensbestimmend für logotherapeutisches und existenzanalytisches Handeln. Und seine therapeutische Umsetzung bedeutet zugleich eben auch, dass jedwede Anflüge von Psychologismus und Pathologismus (und im therapeutischen Setting damit einhergehende Gegenübertragungsphänomene) grundsätzlich inkompatibel mit der Logotherapie und Existenzanalyse sind.

Daher stecken diese Kernmerkmale von Logotherapie und Existenzanalyse auch die Grenzen und Möglichkeiten ihrer an sich hochgradigen Anschlussfähigkeit ab: Gerade angesichts der zentralen therapeutischen Rolle ihres Menschen- und Sinnverständnisses haben sich Kooperationen zwischen Logotherapie und Existenzanalyse und anderen Schulen traditionell daher dort am besten bewährt, wo die jeweiligen Partnerschule keinen diametral entgegensetzten philosophischen Unterbau entgegenstellte.

Zugleich sind diese Grenzen weniger nur als philosophische Festlegung zu verstehen; hier geht es vielmehr nicht zuletzt auch pragmatischer um die Authentizität des Therapeuten selbst, der sich selbst und dem Patienten gegenüber kaum glaubhaft therapeutisch zu handeln in der Lage sein wird, wenn er beispielsweise auf menschenbildliche Inhalte und therapeutische Handlungsanleitungen zurückgreift, die auf in sich widersprüchlichen theoretischen Modellen beruhen. Konkreter wird ein Therapeut etwa mit einem Appell an die (bedingte) Entscheidungsfreiheit des Patienten kaum glaubwürdig wirken und authentisch sein können, wenn er zugleich von einem pandeterministischen Menschenbild ausgeht.

Daher sind zentrale Denkfiguren der Logotherapie und Existenzanalyse wie das psychotherapeutische[41] und das psychiatrische Credo[42] (ersteres bezieht sich auf die Fähigkeit zur Selbstdistanzierung als Voraussetzung und zugleich Resultat personaler Freiheit trotz Bedingtheit, letzeres auf die unbedingte Seinsweise des noetischen Personenkerns) ebenso wie Frankls Definition eines objektiven Sinnbegriffs und der Sinnfindung innerhalb der Logotherapie und Existenzanalyse in gewisser Weise unverhandelbar identitätsstiftend und damit wie gesagt auch absolute Abgrenzungsmerkmale zu anderen Modellen, die in diesen Punkten konträre Positionen einnehmen. Es ist möglich – meines Wissens nach wurde diese Frage allerdings noch nicht wissenschaftlich oder auch ideengeschichtlich untersucht –, dass aus diesem Grunde jene psychotherapeutischen Schulen, die mit weniger elaborierten philosophischen Konzepten auskommen, dafür aber einem reicheren Methodenkatalog vorzuweisen haben, traditionell am besten geeignet sind für therapeutische Zusammenführungen.[43]

---

41 Frankl, V.E. (1997). *Der Wille zum Sinn. Ausgewählte Vorträge über Logotherapie*. München: Piper, S. 116.

42 Frankl, V.E. (1997). *Der leidende Mensch. Anthropologische Grundlagen der Psychotherapie*. Bern: Huber, S. 152f.

43 Beispiele hierfür sind CBT, siehe Ameli, M., & Dattilio, F.M. (2013). Enhancing cognitive behavior therapy with logotherapy: Techniques for clinical practice. *Psychotherapy*, 50(3), 387), Wong, P.T. (1997). Meaning-centered counseling: A cognitive-behavioral approach to logotherapy. In: *International forum for logotherapy* (Vol. 20, pp. 85–94); Schulenberg, S.E., Drescher, C.F., & Baczwaski, B.J. (2014). Perceived meaning and disaster mental health: A role for logotherapy in clinical-disaster psychology. *Meaning in positive and existential psychology*, 251–267, wie auch die Positive Psychotherapie und REBT: Hutchinson, G.T., & Chapman, B.P. (2005). Logotherapy-enhanced REBT:

Nun sollte die bisherige kurze ideenhistorische Herleitung und die inhaltlichen Darstellungen und Überlegungen zum praktischen logotherapeutischen und existenzanalytischen Arbeiten hinreichend deutlich gemacht haben, dass und inwiefern die von Frankl begründete Logotherapie und Existenzanalyse nicht nur theoretisch, sondern auch in ihrer konkreten Anwendung notwendig verschränkt ist mit und angewiesen ist auf ein explizites Grundverständnis dessen, was Menschsein im Wesentlichen bedeutet – und aufbauend darauf, wie menschliches Leben in Gesundheit und in oder trotz Krankheit, Herausforderung und schicksalhafter, also nicht unmittelbar änderbarer, Leiderfahrung gelingen kann. Ihr Menschen- und Weltbild, ihr Person-, Gemeinschafts- und Sinnverständnis, ihr Vertrauen in die Möglichkeit, unter allen (bewussten) Umständen einer subjektiv zu erschließenden, allerdings zugleich objektiv gegebenen indiviuellen Sinnmöglichkeit ansichtig zu werden, vor allem auch ihr Anliegen, auf das Individuum und seine konkrete Lebenssituation hin zu arbeiten – all dies sind wie gesagt identitätsstiftende Kernmerkmale ihres gesamten theoretischen und therapeutischen Denkens, Betrachtens, Diagnostizierens und Heilungsbemühens.[44] Es macht mit anderen Worten wesenhaft aus, was ab den späten 1930er Jahren von Frankl als sein Projekt „Logotherapie und Existenzanalyse“ begonnen und sich allen historisch widrigen, herausfordernden und bedrohlichen Umständen zum Trotz zu dem ent-

---

An integration of discovery and reason. *Journal of contemporary psychotherapy*, 35, 145–155; Obi-Nwosu, H., et al. (2019). Effects of logotherapy and Rational Emotive Behavior Therapy (REBT) on tendency to relapse among substance abusers. *Practicum Psychologia*, 2019, 9. Jg., Nr. 1.

44 Batthyány, A. (2019). „... denn immer schon war die Person am Werk“. Viktor Frankls Weg zur Logotherapie und Existenzanalyse. *Die heilende Kraft des Sinns: Viktor E. Frankl in philosophischer, theologischer und therapeutischer Betrachtung*, 11.

wickelte, was heute als „das letzte vollständige System in der Geschichte der Psychotherapie“ (G. Torello) international verbreitet und anerkannt ist.

# 4
# Bruchlinien

## 4.1 „Absolut anti-logotherapeutisch“: März 1991

War bisher von dem über Jahrzehnte und über disziplinäre Grenzen hinweg gewachsenen System der Logotherapie und Existenzanalyse Viktor Frankls die Rede – und davon, was dieses System im Wesentlichen ausmacht –, soll an dieser Stelle nun der Blick auf die in diesem Buch zentral behandelte geschichtliche Entwicklung, bzw. Spaltung in ihrem unmittelbaren Umfeld gerichtet werden: Frankls Einspruch gegen die Entwicklungen und schließlich sein Rücktritt von der Ehrenpräsidentschaft der Gesellschaft für Logotherapie und Existenzanalyse (GLE) und die daraus zu ziehenden (aber bis zum heutigen Tage nicht vollständig gezogenen) Konsequenzen aus seinem Urteil, die von der GLE vertretenen Ansichten und Methoden seien wesentlich – bzw. wie Frankl selbst es formulierte, „absolut“ – „anti-logotherapeutisch“.

Die Vorgeschichte dieser Entwicklung ist schnell wiedergegeben; sie geschah zunächst weitgehend im Verborgenen. Ort dieser (Vor)Geschichte war die in Wien ansässige Gesellschaft für Logotherapie und Existenzanalyse (GLE). Ihre Leitung lag hauptsächlich bei Frankls seinerzeitigem Assistenten Alfried Längle, und sie galt anfänglich, – zumal noch in der Geburtsstadt der Logotherapie und Existenzanalyse (Wien) ansässig und unter dem Ehrenvorsitz Viktor Frankls stehend – vielen als Zentrum und Mittelpunkt logotherapeutischen und existenzanalytischen Arbeitens.

Der schon länger schwelende Konflikt, in den allerdings nur einige Mitglieder und Mitarbeiter der GLE unmittelbar eingeweiht oder involviert gewesen zu sein scheinen, führte bereits 1990 zu „ernsthaften Divergenzen“ und letztlich der Absage eines anlässlich des 85. Geburtstags Frankl im September 1990 geplanten Kongresses in Wien. Seinen vorläufigen und nun auch nach außen hin sichtbaren Höhepunkt fand der Konflikt ein halbes Jahr später im März 1991, als Viktor Frankl seinen seinerzeitigen Assistenten Alfried Längle in einem Schreiben darüber informierte, sich ab sofort von jeglichen Aktivitäten und dem Ehrenvorsitz der Gesellschaft für Logotherapie und Existenzanalyse in Wien zurückzuziehen, weil er „nicht länger mitverantwortlich gemacht werden [wollte] für Dinge, die ohne mein Wissen geschehen und zum Teil meinen Intentionen sogar widersprechen“[45]. „Diese Dinge“ seien nämlich, ergänzte Frankl auf Nachfrage, „absolut anti-logotherapeutisch.“[46]

Soweit die Darstellung der historischen Eckdaten; es soll nun hier und im Folgenden ihren Nachwirkungen, ihrer Deutung und vor allem der Frage nachgegangen werden, wie begründet Frankls Urteil über die Entwicklung der GLE-Schule und -Inhalte ist und in welchem Ausmaß sein Urteil auch heute noch gültig ist. Im zweiten Teil dieses Buchs wird Anna Kalender anhand der Analyse einiger zentraler Unterschiede und Widersprüche zwischen der von Frankl begründeten Logotherapie und Existenzanalyse und der von der GLE-Schule vertretenen – nunmehr Existenzanalyse und Logotherapie (lediglich die Reihung der Kernbegriffe wurde umgedreht) genannten – Psychotherapieform aufzeigen, inwieweit sich beide Schulen seit dem März

45 Frankl, V.E. (1991). Offener Brief. *Bulletin der Gesellschaft für Logotherapie und Existenzanalyse*, 8:2, 3.

46 Längle A. (1992) Selbsterfahrung im Kontext existenzanalytischer und logotherapeutischer Ausbildung. In: *Bulletin der GLE* 9, 1, 3–7.

1991 sogar noch weiter auseinanderentwickelt haben, als dies seinerzeit ohnedies schon der Fall gewesen war – und inwieweit etwa die im letzten Kapitel angesprochene Inkompatibilität psychologistischer Modelle (Reduktion der geistigen Person auf ein Emergenzphänomen, s.u.) mit der Logotherapie und Existenzanalyse gerade hier sichtbar und schlagend wird und zu Frankls Einschätzung führte, hier läge nun etwas „absolut Anti-Logotherapeutisches" vor.

## 4.2 Zur Frage der historischen Darstellung, Deutung und Aktualität des Bruchs

Bevor aber die inhaltlichen Fragestellungen näher erörtert werden, scheint mir allerdings zunächst eine Klärung der Signatur und Mechanik des damaligen Bruchs erforderlich. Diese Perspektive ist aus mehreren Gründen von Bedeutung: Erstens ist die GLE-Schule in ihrer ideengeschichtlichen Entwicklung aus der klassischen Logotherapie und Existenzanalyse hervorgegangen. Ohne diesen genetischen Hintergrund lassen sich weder ihre historische Entstehung noch ihre inhaltlichen Neuausrichtungen angemessen einordnen. Zweitens zeigt bereits die Vielfalt (und Vielstimmigkeit) der seitens der GLE vorgelegten Berichte über Frankls Rücktritt vom Ehrenvorsitz der GLE, dass dieses Ereignis eine zentrale – aber allem Anschein nach noch nicht ganz ausgelotete – Rolle für ihre Selbstverortung spielt.

Solche Gründungserzählungen haben zugleich selten das alleinige Ziel, historische Abläufe präzise wiederzugeben. Ihre Funktion liegt vielmehr auch darin, einen Rahmen zu schaffen, der die Werte und Ausrichtungen einer Schule oder Strömung in einen sinnhaften Zusammenhang setzt; sie bieten damit immer auch eine Art Selbsterklärung. Wenn eine solche Erzählung als Versuch einer Selbsterklärung daher auffallend häufig Brüche und innere Widersprüche aufweist, liegt der Verdacht nahe, dass zentrale Fragen, die mit dem Bruch verbunden sind, womöglich immer noch nicht vollständig aufgearbeitet wurden. So auch hier: Oft bleiben die Darstellungen des Bruchs seitens der GLE nämlich bemerkenswert vage; noch häufiger scheinen sie in sich weder sonderlich konsistent, noch sind sie kongruent, wie wir gleich sehen werden. Mehr noch kann man vor allem Längles Darstellungen gelegentlich nicht einmal ansehen, dass es überhaupt 1991 angesichts schon seit Monaten bestehender inhaltlicher Meinungsverschiedenheiten zum Bruch mit Frankl kam.

Das zeigt sich etwa dann, wenn im März 2021 – also just an jenem Datum, das das 30-jährige Jubiläum des Bruchs mit Frankl markierte – in Interviews die seinerzeitigen Konflikte gar nicht erst erwähnt werden und stattdessen betont wird, wie sehr Alfried Längle mit Frankl als seinem „Lehrmeister" über den Tod hinweg noch innig „verbunden sei" – allerdings mit keinem Wort darauf hingewiesen wird, dass Frankl den Kontakt abgebrochen und den auch vom Interviewer angesprochenen Ehrenvorsitz der GLE aus Protest zurückgelegt hat:

> Frage: Viktor Frankl war seit Beginn der Ehrenpräsident der „Gesellschaft für Logotherapie und Existenzanalyse". Nun sind Sie mit 70 Jahren selbst der Ehrenpräsident dieser Gesellschaft. Was verbindet Sie mit ihrem Lehrer und Freund Viktor Frankl?
>
> Längle: Frankl war für mich wirklich ein wichtiger Lehrmeister. Ich habe von ihm das ganz genaue Denken in den Bereichen Psychologie, Psychiatrie und Psychotherapie gelernt – auch viel an philosophischem und anthropologischem Hintergrund. Deswegen bin ich ihm zutiefst dankbar. Wir haben über zehn Jahre hinweg viele, sehr gute, interessante, auch humorvolle, witzige, lustige Gespräche geführt. Das verbindet mich nach wie vor mit ihm. Ich habe auch ein Buch über ihn geschrie-

ben, das nun in einer weiteren Auflage beim Facultas Verlag in Wien erhältlich ist.[47]

Liest man diese Zeilen (und das restliche Interview), ohne die Hintergründe des März 1991 und seiner Folgen und Nachwirkungen zu kennen, muss der Eindruck entstehen, Alfried Längle, Ehrenpräsident der Gesellschaft für die von Viktor Frankl begründete und so benannte Logotherapie und Existenzanalyse, inniglich noch über den Tod hinaus mit seinem „wichtigen Lehrmeister" Viktor Frankl verbunden, mit dem er viele „sehr gute, interessante und auch witzige, lustige Gespräche geführt" und von dem er zudem auch das „ganz genaue Denken" gelernt habe, sei nach wie vor Vertreter des Franklschen Werks, vielleicht sogar als nunmehriger Ehrenpräsident der GLE sein Nachfolger in Wien (Interviewer: „Nun sind Sie selbst Ehrenpräsident dieser Gesellschaft" Antwort: „Er war für mich wirklich ein wichtiger Lehrmeister").

Ob solche Deutungen intendiert oder lediglich in Kauf genommen werden (weiter unten folgen weitere Beispiele), lässt sich natürlich schwer beurteilen – aber man kann sich fragen, ob es nicht im Sinne wissenschaftlicher Redlichkeit angebracht gewesen wäre – wenn schon nicht aus Würdigung und Selbstrespekt vor der eigenen ideengeschichtlichen Verortung – in dem einen oder anderen Nebensatz zu erwähnen, dass Frankl selbst zu Lebzeiten unmissverständlich betonte, die GLE-Schule werde seinem Erbe und Gedenken eben gerade nicht mehr gerecht; dass ihre Selbstbezeichnung auch längst nicht mehr stimmig und repräsentativ sei für die von ihm begründete Logotherapie und Existenzanalyse?

Unerwähnt bleibt hier damit ein wesentlicher Teil der Geschichte der GLE: Wie deutlich etwa sich Frankl ab 1991

---

47 Längle, A. (2021). Für die Lieben gelebt. Interview. *KirchenBlatt Vorarlberg*, 25. März 2021.

von Längle distanziert hat – vor allem aber, wie sehr Frankl Längles „Weiterentwicklungen“ der Logotherapie und Existenzanalyse ablehnte, weil sie ausnahmslos alle der oben genannten Alleinstellungsmerkmalen der Logotherapie und Existenzanalyse aufgeben oder empfindlich abschwächen (siehe Teil II).

Da es hier um grundlegende Fragen einer jeden auch zukünftigen Logotherapie geht, hat Viktor Frankl in einer zwei Jahre nach dem Bruch, also im Jahr 1993, verfassten „Aktennotiz“ für die „akademische Nachwelt“ festgehalten:

> In meinem hohen Alter (89. Lebensjahr) bin ich es der akademischen Nachwelt schuldig, jeder Kontamination der (1938) von mir begründeten Logotherapie und Existenzanalyse einen Riegel vorzuschieben. […] Aber nach wie vor sitzt [Alfried Längle] im „Dachverband der Psychotherapie“ als Vertreter der Franklschen Logotherapie und Existenzanalyse. Zumindest wäre es angebracht, dass er sich dort – und überall – als der Repräsentant einer „Existenzanalyse nach A. Längle“ deklariert [...]. Eigentlich müsste auch die von ihm präsidierte „Gesellschaft für Logotherapie und Existenzanalyse“ umbenannt werden, von der ich bereits vor Jahren in aller Form meinen Ehrenvorsitz zurückgelegt habe, mit der ausdrücklichen Begründung, daß ich nicht weiter mitverantwortlich gemacht werde für Dinge, […] die meinen Intentionen zuwiderlaufen. […].[48]

Mit anderen Worten sah es Frankl auch zwei Jahre später noch als seine „Schuldigkeit“, die Logotherapie und Existenzanalyse vor den Entwicklungen zu schützen, die letzt-

---

48 Davon berichtet auch Längle in seinem Rückblick über 20 Jahre GLE: „Seine [Frankls – AB] Überlegung war, Menschen nicht zu täuschen, wenn sie nach seiner Logotherapie suchten, und dann auf unsere stießen. Damit hätten sie sicherlich nichts Schlechtes in Händen, er sei sogar von der Qualität überzeugt, aber sie hätten ein anderes Produkt in Händen als sie suchten.“ – Längle, A. (2005). 20 Jahre GLE. Eine Geschichte. o.O.

lich den Bruch besiegelten: Der Bruch war somit kein einmaliger historischer Moment im März 1991 (und auch weit mehr als das situativ wechselnde Gründungsnarrativ einer Psychotherapie-Gesellschaft), sondern der Beginn einer Entwicklung, in der Frankl eine unmittelbare Gefährdung der Identität und Integrität seines unter einschlägigem Namen bekannten Lebenswerks sah.

Aus diesem Grund richtete er sich auch – das belegen Dokumente im privaten Nachlass und Befragungen unter den seinerzeitigen Institutsleitern und Ausbildnern in Logotherapie – insbesondere an alle jene, in deren Verantwortungsbereich die Ausbildung künftiger Logotherapeuten und Existenzanalytiker fiel: Da Frankl zu dieser Zeit bereits einen Großteil der Ausbildung der ersten Schülergeneration überließ, überantwortete er ihnen somit auch den Schutz der Logotherapie und Existenzanalyse vor Entwicklungen, die ihren eigentlichen Intentionen zuwiderlaufen. Es sollte mit anderen Worten auch zukünftig gewährleistet sein, dass jemand, der eine Ausbildung oder Therapie nach Frankl – international bekannt und und bis dahin seit ungefähr fünf Jahrzehnten eindeutig identifizierbar am Doppelnamen Logotherapie und Existenzanalse – suchte, diese auch bekam.

Es ging Frankl dabei wohl in erster Linie nicht um eine „dogmatische Festlegung“, die kein Abweichen oder Erweitern der klassischen Logotherapie und Existenzanalyse duldete. Vielmehr ging es ihm viel einfacher und unmittelbarer um Begriffswahrheit: Was sich Logotherapie und Existenzanalyse nennt und sich auf seine Nachfolge beruft, sollte auch auf ihrem anthropologischen Fundament stehen. Ist diese Voraussetzung gegeben, sind der inhaltlichen und methodischen Weiterentwicklung der Logotherapie und Existenzanalyse keinerlei Grenzen gesetzt; im Gegenteil ist, insofern sich mit einem allgemeinen Kulturwandel auch die

Bedingungen menschlichen Daseins ändern, ihre Weiterentwicklung gewissermaßen notwendig und systeminhärent (s.o.). Dass Frankl um diese Notwendigkeit wusste, zeigt sich nicht zuletzt auch daran, dass Frankl andere Logotherapeuten und Existenzanalytiker, die eigene methodische Wege erschlossen oder Theorieerweiterungen vorgenommen haben (dabei aber die Grundfesten des spezifisch Logotherapeutisch-Existenzanalytischen nicht aufgaben), wie etwa Jay Levinson, Rosemary Henrion, Katsutaro Nagata oder Elisabeth Lukas förderte und ermutigte, neue Anwendungsgebiete oder Methoden innerhalb der Logotherapie und Existenzanalyse zu erschließen, bzw. zu entwickeln.

Interessant ist zugleich, dass Frankl auf der anderen Seite Längle nach den kontrovers geführten Diskussionen in den Monaten vor dem offiziellen Bruch im März 1991 inhaltlich nicht mehr kritisierte.[49] Das mag auf den ersten Blick angesichts der weiteren Entwicklung überraschen; aber nach Sichtung der Archivdokumente dieser Zeit gewinnt man unweigerlich den Eindruck, dass Frankl in den in der zweiten Hälfte 1990 beobachteten Neuausrichtungen Längles Entwicklungen erkannte, die ab einem bestimmten Punkt jede weitere Kritik oder Diskussion erübrigten: Der Abstand zwischen Längles neuen Wegen und der klassischen Logotherapie war nämlich gerade in den identitätsstiftenden Bereichen bereits so groß geworden, dass Frankl wohl nichts anderes übrig blieb, als rational festzustellen, dass Längles Neudeutungen, bzw. Neuerungen sich bereits dermaßen weit von den anthropologischen Grundlagen der klassischen Logotherapie und Existenzanalyse als Psychotherapie „vom Geistigen her“ entfernt hatten, dass nurmehr die Frage im Raum stand, ob es überhaupt zu rechtfertigen sei, sie noch unter diesem Namen firmieren zu lassen.

49 Frankl, V.E. (1993). Aktennotiz. Wien: Viktor Frankl Archiv.

Die Existenzanalytikerin (nach Längle) Claudia Reitinger hat vor diesem Hintergrund ein sehr treffendes Resümee über das Verhältnis der beiden Schulen gezogen und dabei zugleich auch auf die problematischen – ebenfalls noch eigens zu besprechenden – begrifflichen Irreführungen in diesem Konflikt hingewiesen:

> Als problematisch erweist sich auch, dass sich die [Länglesche] Existenzanalyse in ihren Schriften auf Frankl bezieht, beispielsweise auf dessen Verständnis von „Person als das Freie im Menschen", auf dessen Freiheits- oder Verantwortungsbegriff oder auf das Gewissen. Dadurch entsteht der Eindruck, dass es sich hier um anthropologisch ähnliche Ansätze handelt, was durch die Veränderung der metaphysischen Annahmen aber nicht mehr der Fall ist.[50]

### 4.3 Trennungserzählungen

Nun lebt wissenschaftlicher und philosophischer Diskurs ja insbesondere von Widerspruch, Einwand, Dialog und Auseinandersetzung. Er lebt allerdings mindestens ebenso sehr – und vor allem hier setzte Frankls Einwand an – auch von Integrität, Authentizität, Offenheit, von Transparenz und vor allem: von Begriffswahrheit. Genauer gesagt setzt jeglicher vernünftige Dialog ein Minimum an Authentizität, Transparenz und Begriffsklarheit voraus – und dies gilt insbesondere dann, wenn wir über Inhalte sprechen, die mit einer eindeutigen und jahrzehntelangen Ideen- und Begriffsgeschichte verbunden sind und von ihrem jeweiligen Entwickler eigens mit neuen Wortschöpfungen (wie eben Logotherapie und Existenzanalyse) versehen wurden: Nur, wenn wir Modelle und Theorien angemessen benennen,

---

50 Reitinger, C. (2018). *Zur Anthropologie von Logotherapie und Existenzanalyse*. Wiesbaden: Springer, S. 226.

schaffen wir einen ehrlichen Rahmen für den Austausch von Wissen und Ideen. Das gilt in der Philosophie, Pädagogik und Soziologie ebenso wie in der Psychotherapie: Für die ehemaligen Freudschüler C.G. Jung, Alfred Adler und Ludwig Binswanger etwa war es daher selbstverständlicher Ausdruck wissenschaftlicher Authentizität und Transparenz (d.h. auch des Respekts vor ihren Lesern, Studierenden und Patienten) und persönlicher Konsequenz, für ihre jeweiligen eigenen Therapieschulen auch im eigenen Namen und mit einer eigenen Namensgebung einzustehen[51] und nicht etwa zu behaupten, sie würden eine nur erweiterte oder verbesserte oder eben invertierte „Psychoanalyse“ anbieten (und ganz gelegentlich in öffentlichen Interviews einstreuen, wie inniglich die Beziehung zu Freud über dessen Tod noch sei – gleich, wie konsequent und gelegentlich harsch sich letzterer von den genannten „Weiterentwicklungen“ und ihren Hauptprotagonisten distanzierte).

---

51 Presslich-Titscher, E. (2008). Der Psychoanalytiker Alfred Adler und das Selbstverständnis der heutigen Individualpsychologie. *Zeitschrift für Individualpsychologie*, 33(4), 394–404; Handlbauer, B. (2002). *Die Freud-Adler-Kontroverse*. Psychosozial-Verlag; Dittrich, K.A. (1988). Freud und Jung. Beziehungsdynamik und Bruch in ihrer Bedeutung für die psychoanalytische Bewegung und eine institutionelle Psychoanalyse. *Psyche, 42*(1), 19–43; Lesmeister, R. (1993). Selbst und verlorenes Objekt. Überlegungen zur Trennungsgeschichte von Jung und Freud. *Analytische Psychologie, 24*(4), 262–287; Bühler, K.E. (1993). Gemeinsamkeiten und Unterschiede von Daseinsanalyse und Psychoanalyse. *Fortschritte der Neurologie·Psychiatrie, 61*(12), 401–409; Lieberman, E.J. (1997). The Drive for Self: Alfred Adler and the Founding of Individual Psychology. *Bulletin of the History of Medicine, 71*(4), 738–739; Meier, I. (2012). Komplexe und Schemata-Ein Vergleich von Konzepten der Analytischen Psychologie nach CG Jung und der Schematherapie nach Jeffrey Young. *Psychotherapie-Wissenschaft, 2*(2), 95–102; Wallerstein, R.S. (2006). Entwicklungslinien der Psychoanalyse seit Freud: Divergenzen und Konvergenzen einer Wissenschaft im steten Wandel. *Psyche, 60*(9–10), 798–828.

Nicht zuletzt würde man sich als Student und Patient aus nachvollziehbaren Gründen einigermaßen getäuscht fühlen, wenn man sich auf der Suche nach einer psychoanalytischen Ausbildung oder Behandlung einer „Gesellschaft für Psychoanalyse" anvertraute, die sich zudem auf die über seinen Tod hinaus bestehende „innige Verbundenheit" und „die guten und witzigen Gespräche" mit dem „persönlich so wichtigen und nahen" Lehrmeister Sigmund Freud beruft – nur, um nach einer Weile herauszufinden, dass in dieser Gesellschaft eigentlich nach Adler, Binswanger, Jung, etc. gearbeitet, also gar keine Psychoanalyse nach Freud geboten wird. Und um wieviel mehr noch würde sich das Gefühl der Täuschung steigern, wenn man weiterhin erführe, dass Freud dieser Gesellschaft unmissverständlich ausrichtete, dass das, was sie mache, im Grunde „absolut antipsychoanalytisch" sei und er daher aus Gewissensgründen seinen Namen (und den Namen der von ihm geschaffenen Psychoanalyse) dafür nicht mehr zur Verfügung stellen könne. Hier – und im Grunde beschränkt sich die Kritik an dieser Stelle auf diesen Punkt – herrscht im gegenständlichen Fall Längle und GLE tatsächlich ein gravierender Mangel an Authentizität, Transparenz und Begriffswahrheit.

Dass hier tatsächlich Täuschung beinahe vorprogrammiert ist, liegt zugleich ausdrücklich nicht an der Unkenntnis der Hilfesuchenden. Der „Trugschluss" (so nennt Reitinger die von vielen gehegte Annahme, es handle sich bei der GLE um eine klassisch logotherapeutisch-existenzanalytische Schule)[52] kommt vielmehr hauptsächlich dadurch zustande, dass Hilfesuchende und Interessenten streckenweise

52 Reitinger, C. (2017). Anthropologisch-philosophische Grundannahmen von Logotherapie und Existenzanalyse – ein Vergleich. *Existenzanalyse-Internationale Zeitschrift für Psychotherapie, Beratung und Coaching*, 4–15.

bewusst und explizit über die historischen Hintergründe der Trennung, bzw. über die Trennung selbst in Unkenntnis gelassen werden: Es ist im Grunde auch kein Fehlschluss, sondern schlicht die logische Konsequenz einer hochgradig intransparenten und unvollständigen Selbsterklärung seitens der GLE, bzw. ihrer Vertreter.

Das zeigt sich etwa darin, dass auf den Webseiten der GLE, bzw GLE-International bisweilen mit keinem Wort über den Bruch berichtet wird. Vielmehr wird Alfried Längle beispielsweise auf der sich an eine weite, interessierte Öffentlichkeit richtenden Webseite der GLE-UK vorgestellt mit den Worten, er habe „die Zügel von Frankl Arbeit" übernommen:

> Viktor Frankl's logotherapy, which emphasised the „will to meaning," later became known as the third Viennese school of psychotherapy. Dr Alfried Längle, an Austrian psychotherapist, clinical psychologist, and existential analyst, was a favoured student of Viktor Frankl and worked closely with him for many years as both a colleague and a friend. While Frankl founded Existential Analysis and Logotherapy, Dr Längle has made significant scientific contributions to the field, essentially „taking the reins" of Frankl's work after his death in 1997. Today, Existential Analysis is regarded as one of the most influential phenomenological approaches to psychotherapy.[53]

> [Viktor Frankls Logotherapie, die den „Willen zum Sinn" betonte, wurde später als die dritte Wiener Schule der Psychotherapie bekannt. Dr. Alfried Längle, ein österreichischer Psychotherapeut, klinischer Psychologe und existenzieller Analytiker, war ein bevorzugter Schüler von Viktor Frankl und arbeitete viele Jahre lang eng mit ihm zusammen – sowohl als Kollege als auch als

53 https://www.gle-uk.com/ Unterseite: Who is Dr. Alfried Längle? Abgerufen: 01.03.2025.

> Freund. Frankl hat die Existenzanalyse und Logotherapie begründet, und Dr. Längle hat bedeutende wissenschaftliche Beiträge zu diesem Gebiet geleistet und im Wesentlichen nach Frankls Tod im Jahr 1997 die Zügel seiner Arbeit übernommen. Heute gilt die Existenzanalyse als einer der einflussreichsten phänomenologischen Ansätze in der Psychotherapie.]

Auf der kanadischen Seite heisst es ebenfalls lediglich, Längle sei ein „persönlicher Freund" und Kollege Frankls gewesen und einer der prominentesten Vertreter der „Vienna School of Existential Analysis and Logotherapy"; auf der polnischen Informationsseite der GLE wird Längle als „einer der engagiertesten Schüler Viktor Frankls"[54] vorgestellt. Die Spaltung und Frankls Einschätzung, Längles Arbeiten seien „absolut anti-logotherapeutisch", werden aber wiederum verschwiegen – was sich ja auch tatsächlich schwer mit der Werbebehauptung in Einklang bringen ließe, Längle habe die „Zügel von Frankls Arbeit" übernommen. Vielmehr wird hier noch einmal eigens betont, dass Frankl Ehrenpräsident der GLE war und dieses Amt nun von Längle ausgeübt wird. Dass und unter welchen Umständen Frankl von diesem Amt zurückgetreten ist, wird aber gar nicht mehr transparent gemacht:

> Dr. Längle was a personal friend and colleague that worked in close collaboration with Viktor Frankl (1981–1991) to develop the training program in Logotherapy. Dr. Längle is the founder and president (1983–2017) of the International Society for Logotherapy and Existential Analysis (GLE-Vienna), whose honorary president was Viktor Frankl until 1990.[55]

---

54 https://www.analiza-egzystencjalna.pl/alfried.php#alfried [abgerufen am 08. März 2025].

55 https://www.centerforexistentialanalysis.org/about-ea [abgerufen am 08. März 2025].

[Dr. Längle war ein persönlicher Freund und Kollege, der in enger Zusammenarbeit mit Viktor Frankl (1981–1991) das Ausbildungsprogramm in Logotherapie entwickelte. Dr. Längle ist Gründer und Präsident (1983–2017) der Internationalen Gesellschaft für Logotherapie und Existenzanalyse (GLE-Wien), deren Ehrenpräsident bis 1990 Viktor Frankl war.]

Die Folgen derartiger Auslassungen sind absehbar – und sie sind medizinethisch in hohem Maße kritisch zu bewerten: Es ist vor allem für Patienten, die Beratung oder Therapie nach der Frankl'schen Logotherapie und Existenzanalyse suchen, angesichts solcher Eigendarstellungen und der täuschend ähnlichen Doppelnamen („Existenzanalyse und Logotherapie" statt Logotherapie und Existenzanalyse) und der seit den 1950ern ebenfalls geläufigen „Dritten Wiener Schule der Psychotherapie" (wie erwähnt nennt sich die GLE International neuerdings auch „Vienna School of Existential Analysis and Logotherapy") oftmals zutiefst verunsichernd, erst im Laufe der Psychotherapie und nach dem Aufbau eines entsprechenden Vertrauensverhältnisses feststellen zu müssen, dass ihr Therapeut die ganze Zeit über mit einer Methode arbeitete, die nach Frankl in Wirklichkeit nicht weniger als eine Antithese zu seiner Logotherapie und Existenzanalyse ist.

Zugleich muss einen aber Längles (allerdings nur gelegentlich) öffentlich bekundetes Festhalten an Frankl als Freund und „innig verbundenem Lehrmeister" (und das gleichzeitige Ausblenden des Zerwürfnisses), vor allem aber das weitere Inbeschlagnehmen der Begriffe „Logotherapie und Existenzanalyse", auch deshalb wundern, weil Längle andernorts nicht müde wird zu betonen, wie „gefühlskalt", „narzisstisch", „rationalistisch" und „metaphysisch verbrämt“[56] Frankl, bzw. die Franklsche Logotherapie und Existenzanalyse sei, und wie „sehr ängstlich“, „schwer erreichbar“ Frankl selbst gewesen sein soll, und wie „schlecht er zuhören konnte“, bzw. „nie wirklich Dialog geführt hat“.[57] (So in einem Interview Längles im Jahr 2007 zum zehnten Todestag Frankls. Bemerkenswerterweise waren es einige Jahre später – im Jahr 2021 – eben diese „nie wirklich geführten Dialoge“, die Längle wie folgt beschreibt: „Wir haben über zehn Jahre hinweg viele, sehr gute, interessante, auch humorvolle, witzige, lustige Gespräche geführt. Das verbindet mich nach wie vor mit ihm.“[58])

Kaum weniger widersprüchlich ist auch Längles eigener Umgang mit und Beschreibung der Trennung, bzw. den Gründen für die Trennung. Gelegentlich scheint Längle nämlich Frankls Rücktritt anzuerkennen und seine Distanzierung von der Neuausrichtung der GLE sogar inhaltlich nachvollziehen zu können:

> [Frankl meinte, es] entspräche unsere Arbeit nicht mehr jener Logotherapie, die er entwickelt habe. *Das stimmte natürlich.* [Hervorhebung AB]. Um einem „Etiketten-Schwindel“, wie er sagte, vorzubeugen, wollte er nicht mehr mit der GLE genannt werden. Seine Überlegung war, Menschen nicht zu täuschen, wenn sie nach seiner Logotherapie suchten, und dann auf unsere stießen. [...] Es wurde ja zunehmend deutlich, daß sich die Weiter-

---

56 Längle, A. (1998). Zur ontologischen und existentiellen Bestimmung von Sinn. Analyse und Weiterführung des logotherapeutischen Sinnverständnis. In: Csef, H. (Ed.). (1998). *Sinnverlust und Sinnfindung in Gesundheit und Krankheit: Gedenkschrift zu Ehren von Dieter Wyss*. Würzburg: Königshausen und Neumann, S. 255.

57 Längle, A. (2007). Frankl war sehr ängstlich. Interview. *Wiener Zeitung*, 24.08.2007.

58 Längle, A. (2021). Für die Lieben gelebt. Interview. *KirchenBlatt Vorarlberg*, 25. März 2021.

> entwicklung auf eine andere Basis bezog als die traditionelle Logotherapie[59]

Mit dieser (wenngleich nur situativen, d.h. gelegentlichen) Kenntnisnahme steht aber die im Grunde nie beantwortete Frage im Raum, warum man eine Schule, die nicht mehr Logotherapie und Existenzanalyse im Sinne ihres ursprünglichen Namensgebers und Begründers betreibt („Das stimmte natürlich“[60]) just noch weiterhin so nennen und dabei eine Täuschung (oder Enttäuschung) der Menschen, die „nach seiner Logotherapie suchten und dann auf uns stießen“[61], in Kauf nehmen sollte. (Da dieser Beitrag sowohl als Anstoß zur Reflexion als auch als Einladung zu einem kollegialen Dialog verstanden werden will, möchte ich anregen, diese Fragestellung – sie steht ja nach wie vor im Raum – systematisch und kritisch zu erörtern).

Längle Trennungserzählungen (zumindest da, wo die Trennung überhaupt erwähnt wird) weisen jedoch in eine andere Richtung: Sie setzen den Fokus auf seine eigene Rolle als „Weiterdenker“, der unversehens Opfer (es war „sehr schmerzlich“ und „verlustreich“) der Tatsache wurde, dass Frankl nicht sehen wollte oder konnte, dass Längle doch einfach nur „seine Gedanken sehr gut weitergeführt und weiterentwickelt hat“ (Längle über Längle):

> [Die Jahre nach dem Bruch] waren sehr schmerzliche und verlustreiche Jahre. […] Ich halte mich nicht für jemanden, der gegen Frankl gearbeitet hat, sondern für jemanden, der seine Gedanken sehr gut weitergeführt und weiterentwickelt hat. Frankl hat stets gesagt: Die Logotherapie, das ist das Fundament, da kommen neue

59 Längle. A. (2005). 20 Jahre GLE. Eine Geschichte. o.O.
60 A.a.O.
61 A.a.O.

> Stockwerke drauf. Als es dann aber soweit war, war es für ihn eben doch schmerzlich.[62]

An dieser Stelle muss jedoch darauf hingewiesen werden, dass hier zwei Dinge vermischt werden, die kaum etwas miteinander zu tun haben. Selbstverständlich hat Längle – wie jeder Schulengründer – auf den Arbeiten seines Lehrers aufgebaut, und in der Eigenwahrnehmung mag er dabei auch wirklich sehr gute Arbeit geleistet haben. Doch führte diese Arbeit, wie er selbst einräumt, in wesentlichen Punkten zu einer Abkehr von den Kernmerkmalen und -anliegen der Franklschen Logotherapie und Existenzanalyse.

Die Behauptung, Längle habe „nicht gegen Frankl gearbeitet", sondern Frankls Werk „sehr gut weitergeführt" habe, verdankt sich daher vor allem seiner subjektiven Einschätzung. Spätestens seit den bereits im Vorjahr des Bruchs aufgrund bereits inhaltlicher Konflikte abgesagten Kongress zu Viktor Frankls 85. Geburtstag war ersichtlich, dass die GLE eben nicht mehr im Sinne Frankls – oder im Sinne der Franklschen Logotherapie und Existenzanalyse arbeitete („das stimmte natürlich", wie Längle ja selbst einräumt).

Und allerspätestens im März 1991 konnte es auch Längle nicht mehr entgangen sein, dass Frankls Kritik sich angesichts unüberbrückbarer inhaltlicher Differenzen nur noch auf die Tatsache beschränkte, dass Längle weiterhin den Namen Logotherapie und Existenzanalyse für ein Konzept beanspruchte, das in Frankls Augen gerade nicht mehr dessen Geist entsprach – und sich damit auch der Früchte von Frankls entbehrungsreichem und jahrzehntelangem Bemühen um die Verbreitung und Anerkennung der Franklschen Logotherapie und Existenzanalyse bediente, ohne aber deren Erbe und Gestalt inhaltlich zu wahren. Es ist jedenfalls schwer darstellbar, dass man es ernstlich für

62 Längle, A. (2007). Frankl war sehr ängstlich. Interview. *Wiener Zeitung*, 24.08.2007.

wahrscheinlich hält, man habe das Werk Frankls in seinem Sinne „sehr gut weitgeführt und weiterentwickelt", wenn Frankl als Begründer eben jenes Werks zum Schluss kommt, diese „Weiterführungen" seien im Grunde keine Weiterführungen, sondern letzten Endes nicht weniger als „absolut anti-logotherapeutisch".

An anderer Stelle – in einem Artikel anlässlich des 100. Geburtstags Viktor Frankl (2005) – findet Längle eine wieder andere „Erklärung" für den seinerzeitigen Bruch. Auch sie blendet das Naheliegende aus: Dass Frankl seine Logotherapie und Existenzanalyse vor den von ihm seit 1926 kritisierten psychologistischen und pathologistischen Tendenzen frei halten wollte. Vielmehr lag es, so Längle im Jahr 2005, an Frankls Persönlichkeitsstruktur – ein „Argument", das im Wesentlichen sämtliche Fallstricke eben jenes Psychologismus exemplifiziert, den Frankl in der „neuen" GLE aufkommen sah. Nicht mehr der Inhalt der doch primär inhaltlichen Auseinandersetzung wird beleuchtet, sondern die Persönlichkeitsstruktur Frankls: „sein Wesen" – aber an keiner Stelle, auch das ist bemerkenswert, wenn man bedenkt, dass zu einem Konflikt wenigstens zwei Parteien gehören, Längles Persönlichkeitsstruktur. Genau genommen wird Längles Rolle oder Persönlichkeitsstruktur in der Geschichtsschreibung des Bruchs im März 1991 nämlich von letzterem überhaupt nicht thematisiert oder reflektiert. Die einzige (!) Ausnahme, die ich in der umfangreichen Literatur der GLE zu diesem Themenbereich finden konnte, ist Längles Hinweis darauf, dass er selbst ja „sehr gute Arbeit" geleistet habe, sich unverstanden fühlte und den Bruch persönlich als recht „schmerzhaft" und „verlustreich" erlebte. Über Frankl hingegen heißt es nun:

> Seinem Wesen [Frankls – Anm. AB] war die Teamarbeit versagt. So tat er sich auch mit der Weiterentwicklung seiner Lehre im Rahmen der GLE (Gesellschaft für Lo-

gotherapie und Existenzanalyse, Wien) schwer und distanzierte sich von ihr.[63]

Im Jahr 2020 schließlich produzierte die GLE ein Video, in der Längle eine wieder andere Sicht auf seine Beziehung zu Frankl, bzw. Version des Bruch vorstellt. Das Video ist durchaus professionell gedreht und die Inszenierung beachtlich – Längle spricht ruhig und nachdenklich in die Kamera, ganz in schwarz gekleidet, vor schwarzem Hintergrund, begleitet von zuerst ruhiger Klaviermusik (als Längle davon berichtet, wie er Frankl kennenlernte), die langsam in traurige Tonfolgen übergeht, als Längle eine neue Version der seinerzeitigen Trennung entwickelt. Zunächst erzählt Längle, dass Frankl ihm gesagt habe:

> Das ist nicht mehr meine Logotherapie. Das ist nicht mehr die Logotherapie, die ich gegründet habe, und ich will, dass sie authentisch und klar und rein bleibt; ich lehne diese Entwicklungen ab.[64]

Längle fährt dann fort, dass er „nach der Trennung die Gesellschaft für Existenzanalyse“ gegründet habe, korrigiert sich aber mehrmals. Zuerst sagt er, dass es auch eine „Gesellschaft für Logotherapie“ war und erinnert dann daran, dass die Gesellschaft ja schon existierte, nun aber ohne den Ehrenvorsitz Frankls weitermachte. Das stimmt soweit. Doch folgt dann eine überraschend neue Version der Trennung:

> Vor ein paar Jahren traf ich zufällig seine Tochter. Sie sagte: Er [Frankl] war gegen die Trennung, aber da gab es eine Gruppe von 20–30 Logotherapeuten aus der ganzen Welt und sie setzten ihn unter Druck, das zu tun.

63 Längle, A. (2005). Viktor Frankl zum 100. *Psychotherapie Forum* 2005:12.

64 Längle, A. (2020). On the Collaboration between Viktor Frankl and Alfried Längle. https://youtu.be/UyPfdlyhub4?si=F1kL_O12LsYiAvNl

> Und er sagte: „Nein, ich sehe keinen Grund. Längle behandelt mich nicht unfair." Aber nach einer Weile, so erzählte es mir seine Tochter, sagte er: „Ok, wenn Ihr alle einer Meinung seid und Ihr alle das wollt, dann – in Gottes Namen – werde ich es tun."[65]

Die Begegnung mit Gabriele Vesely-Frankl, von der Längle hier berichtet, fand am 22. November 2005 statt und sie geschah nicht ganz so zufällig wie geschildert: An diesem Tag trafen sich viele Weggefährten anlässlich der Seelenmesse für Eva Kozdera (Frankls ehemalige Assistentin an der Wiener Poliklinik). Ich erinnere mich noch gut an diesen Tag, weil Gabriele Vesely-Frankl kurz darauf während einer Besprechung in Anwesenheit von Franz Vesely, Eleonore Frankl und mir (ich assistierte damals im Viktor Frankl Archiv) davon berichtete. Nur war in diesem Gespräch (und auch davor oder danach) nie die Rede davon, „20–30 Logotherapeuten aus der ganzen Welt" hätten Frankl zum Rücktritt vom Ehrenvorsitz der GLE überredet. Abgesehen davon, dass Frankls Tochter diese Version des Treffens auf meine Nachfrage ausdrücklich nicht bestätigt, ist sie auch aus den folgenden Gründen nicht glaubwürdig, bzw. in hohem Maße unplausibel.

Zum Einen war Längle zum Zeitpunkt der ersten Spannungen (1990), bzw. der Trennung (1991) gerade in der nicht-deutschsprachigen internationalen logotherapeutischen und existenzanalytischen Community noch weitgehend unbekannt: Er hatte erst einen einzigen englischen Artikel im damals einzigen internationalen Journal für Logotherapie und Existenzanalyse – dem „International Forum of Logotherapy"– und einen weiteren spanischen Beitrag veröffentlicht; beide Artikel wurden zudem nicht als sonderlich kontrovers aufgenommen und riefen entsprechend keine Resonanz hervor – die Zitationsdatenbanken

65 A.a.O.

bestätigen denn auch, dass diese beiden Artikel zur Zeit vor oder unmittelbar nach der Trennung kein einziges Mal in anderen Arbeiten oder Stellungnahmen zitiert wurden.

Zum Anderen ist die Idee, dass eine ungenannte Gruppe von 20 bis 30 Logotherapeuten und Existenzanalytikern aus aller Welt sich gegen den vergleichsweise wenig bekannten Längle verschworen und Frankl dazu überredet haben sollte, sich von ihm zu trennen, auch deswegen nicht plausibel, weil Frankl in den Jahren 1990/1991 mit einem relativ engen Schülerkreis der ersten Generation in meist brieflichem Kontakt stand. Diese Korrespondenz ist lückenlos im Privatarchiv dokumentiert; es findet sich darin allerdings kein Schreiben von Kollegen Frankls, die diesen davon zu überzeugen versuchten, er möge sich von Längle „trennen" (Längle kommt in der internationalen Korrespondenz vielmehr gar nicht vor).

Es macht zudem auch innerhalb von Längles eigenen Narrativen wenig Sinn, dass Frankl Längle mitteilen würde, seine Arbeit sei „absolut anti-logotherapeutisch", sich aber erst auf Zuruf anderer dazu entschließen würde, den Ehrenvorsitz einer „absolut anti-logotherapeutische" Arbeit leistenden Gesellschaft zurückzulegen. Warum sollte Frankl den Ehrenvorsitz einer Gesellschaft behalten wollen, die anti-logotherapeutisch arbeitet?

Ungeachtet also der Tatsache, dass eine derart weitreichende internationale, 20 bis 30 Personen umfassende Verschwörung gegen Längle innerhalb der damals noch vergleichsweise kleinen logotherapeutisch-existenzanalytischen Gemeinschaft bis 2005 geheim geblieben und dann ausgerechnet von seiner Tochter aufgedeckt und wiederum auch ausgerechnet Längle (zumal bei dieser an sich wenig passenden Gelegenheit) mitgeteilt worden sein soll – an ein entsprechendes Gespräch erinnert sie sich ohnehin nicht –, erscheint diese Version des Trennungnarrativs daher tatsächlich in höchstem Maße fragwürdig.

Es existieren in Summe also sehr unterschiedliche und bisweilen nicht sonderlich überzeugende Versionen Längles darüber, was letztlich den Bruch zwischen ihm und Frankl bedingte (sofern der Bruch überhaupt anerkannt oder eingeräumt wird).

Die einzige Konstante über die unterschiedlichen Darstellungen Längles ist allerdings ein bemekenswerter Dualismus: Auf der einen Seite steht Längle, der selbst doch lediglich „gute Arbeit" geleistet und Frankl im Übrigen auch mittlerweile „verziehen" habe. Auf der anderen Seite stehen die von Längle diagnostizierten zahlreichen „Charakterschwächen" Frankl („sehr ängstlich", „narzisstisch", „eitel", „gefühlskalt", „unfähig zur Teamarbeit" – und unfähig offenbar nun auch, dem Druck der von ihm selbst ausgebildeten Kollegen zu widerstehen) oder eben eine ungenannte internationale Gruppe von ca. 20–30 Logotherapeuten, von denen sich Frankl zu einer „hässlichen" Tat „zwingen ließ, mit der er nicht einverstanden war":

> [...] Er tat [also] etwas wirklich Hässliches, würde ich sagen. Und ich habe sehr darunter gelitten, aber nun bin ich im Frieden. Er ließ sich zu etwas zwingen, mit dem er nicht einverstanden war. Er hatte einen schwachen Punkt: Wenn andere auf ihn Druck ausübten, konnte er dem schwer widerstehen.[66]

## 4.4 Einschub: zur Frage der Selbsterfahrung

In offiziellen Darstellungen der GLE als Ausbildungsstätte stößt man neben den bisher genannten Narrativen regelmäßig auch auf die Erklärung, dass Frankl den Bruch mit der GLE vor allem deswegen vollzogen habe, weil Längle den

66 A.a.O.

gesetzlichen Anforderungen Genüge tun wollte, Selbsterfahrung in den psychotherapeutischen Ausbildungsprozess miteinzubeziehen, wogegen Frankl sich allerdings „vehement gesträubt" habe:

> Die Selbsterfahrung war in der Existenzanalyse und Logotherapie ein besonders kontroversielles Thema, an dem sich die unterschiedliche Entwicklung innerhalb dieser Richtung eine Zeit lang am deutlichsten abzeichnete und schließlich zu einem Hauptgrund der Spaltung wurde. Dies hängt einerseits damit zusammen, daß Viktor Frankl die Selbsterfahrung aus theoretischen, praktischen und persönlichen Gründen ablehnt.[67]

Allerdings bleibt auch hier etwas Entscheidendes unerwähnt: Nämlich, dass Frankl die Einbeziehung der Selbsterfahrung in den Ausbildungsprozess nicht prinzipiell ablehnte; dass er auch nicht „ein prominenter Gegner der Selbsterfahrung" war, sondern sich vielmehr vor allem gegen die von Längle eingeführte Methode der Selbsterfahrung aussprach, da diese in seinen Augen eine „Art Training zur Hyperreflexion" darstelle und somit die gerade für Therapeuten entscheidende Fähigkeit zur Selbstdistanzierung zu unterlaufen drohe.

Die Frage, die Frankl in der Auseinandersetzung mit Längle beschäftigte, war also nicht, ob Selbsterfahrung in den logotherapeutisch-existenzanalytischen Ausbildungsprozess aufgenommen werden sollte (das muss sie zweifelsohne), sondern vielmehr, welche Methode(n) der Selbsterfahrung Teil der Ausbildung sein sollten.

Bemerkenswert ist in diesem Zusammenhang, dass Längle selbst rund 5 Jahre nach der seinerzeitigen Trennung in einer Übersichtsarbeit zur Selbsterfahrung in existenz-

---

67 Längle, A. (1996). Kritik, Bedeutung und Stellenwert der Selbsterfahrung in Logotherapie und Existenzanalyse. *Psychotherapie Forum* 4, (1996) 194–202.

analytischen Zusammenhängen einräumt, dass es damals tatsächlich zahlreiche gute Gründe gab, an ihr zu zweifeln. Er berichtet in der Rückschau, dass die von ihm entwickelte Methode der Selbsterfahrung erstens noch gänzlich unerprobt, zweitens auch vom Resultat her durchaus nicht zufriedenstellend gewesen sei:

> Der gegenwärtige Stand der Selbsterfahrung in der Ausbildung zur Existenzanalyse ist in mancherlei Hinsicht noch unbefriedigend und bedarf der Weiterentwicklung, trotz überwiegend positiver Rückmeldungen der Teilnehmer. Hauptpunkt der Kritik am derzeitigen Stand der Selbsterfahrung ist die fehlende systematische Evaluation und Überprüfung ihrer Effektivität.
>
> Bisher wurde der Verlauf, die Sinnhaftigkeit, die Zumutbarkeit und die Verantwortbarkeit der Selbsterfahrung in der Gruppe und im Einzelsetting öfters in Frage gestellt und nach Problemen und Schwierigkeiten mit der Selbsterfahrung gefragt.
>
> Zudem wurde die Existenzskala zur testmäßigen Selbsteinschätzung am Beginn und am Ende der Gruppenselbsterfahrung vorgegeben. Jedoch wurden die mündlichen und schriftlichen Ergebnisse noch kaum systematisch gesammelt und ausgewertet und dem Ausbildungsteam zur gemeinsamen Selbstreflexion zugeführt. Hier bedürfte es der Einführung einer geregelten Qualitätskontrolle als kritisches Feedback für die Ausbildner ebenso wie empirischer Forschungen über Auswirkung, Effektivität und Effizienz der Selbsterfahrung auf die Person und auf ihre psychotherapeutischen Fertigkeiten.
>
> Ausständig ist eine kritische Reflexion der Zugangsweisen zur Selbsterfahrung. Es ist zwar in groben Zügen bekannt, mit welchen psychologischen Mitteln die Selbsterfahrung in der Existenzanalyse betrieben wird (Introspektion, Fremdeinschätzung, Empathie, Stellungnahmen, Spiegelungen usw.), doch gibt es dazu noch

> keine kohärente theoretische Reflexion oder empirische Untersuchungen.
>
> Dadurch herrscht noch viel Unklarheit über die methodischen Mittel, die Art und Weise ihres Einsatzes, ihren Wirkungsort und Wirkzusammenhang.
>
> Da die Phänomenologie in den letzten Jahren eine so zentrale Stelle erhalten hat, ist der Wechsel zwischen phänomenologischem und theoriegeleitetem bzw. dialektischem Vorgehen in der Selbsterfahrung noch zu wenig geklärt und allein dem Empfinden und der Erfahrung der Ausbildner überlassen.
>
> Es wären die Kriterien des Einsatzes und die Unterschiede in der Wirkweise im Zusammenhang mit der Selbsterfahrung zu erarbeiten. Schließlich ist noch immer nicht klar, ob sich Selbsterfahrung grundsätzlich von Therapie unterscheidet und worin allenfalls die Unterschiede liegen.[68]

Angesichts einer derartigen Wucht an Unklarheiten und Fragwürdigkeiten über die bishin zum Bruch mit Frankl gegen dessen Einwände durchgesetzte Selbsterfahrung in der GLE stellt sich – zumindest aus der Perspektive eines Außenstehenden – an dieser Stelle die pragmatische Frage nach der Verhältnismäßigkeit und Sinnhaftigkeit des seinerzeitigen Vorgehens: Warum so energisch um eine Sache kämpfen, über die man 5 Jahre später das im Grunde für ein lehrtherapeutisches Verfahren vernichtende Urteil aussprechen muss, dass man selbst nicht einmal weiß, ob sie gegenüber den Teilnehmern der Selbsterfahrungsseminare „verantwortbar" gewesen ist? Oder ging es – bewusst oder nicht – womöglich um etwas ganz anderes?

---

68 Längle, A. (1996). Kritik, Bedeutung und Stellenwert der Selbsterfahrung in Logotherapie und Existenzanalyse. *Psychotherapie Forum* 4, (1996) 194–202.

Die Dokumentation im Privatarchiv Viktor Frankl belegt jedenfalls, dass einige wichtige Gespräche und Diskussionen dem Abschiedsbrief Frankls und die GLE vorausgegangen sind. Sie vermittelt auch, wie sehr Frankl Ende der 1980er und Anfang der 1990er Jahre Längle neben seiner grundsätzlichen Ablehnung ihrer hyperreflektorischen Elemente auf eben jene Unklarheiten der GLE-Selbsterfahrung hinwies, die Längle dann selbst 5 Jahre später in einer ersten Bilanz der bisherigen Erfahrungen mit der neuen Ausbildungsmodalität beklagte: Weder „der Verlauf, [noch] die Sinnhaftigkeit, die Zumutbarkeit und die Verantwortbarkeit der Selbsterfahrung" waren Längle klar, noch war es die Wirksamkeit; ausserdem waren die Zugangsweisen und Methoden der Selbsterfahrung noch offen. Das Verfahren wurde vielmehr „allein dem Empfinden und der Erfahrung der Ausbildner überlassen"[69], schreibt Längle. Es war also im Wesentlichen experimentell, zumindestens aber reichlich willkürlich.

Weiters schreibt Längle, es sei zudem auch noch (Stand 1996 – in Folgearbeiten Längles konnte ich keinen Hinweis darauf finden, ob diese Frage mittlerweile befriedigend geklärt oder einfach zur Seite gelegt wurde) nach wie vor ungeklärt, worin sich die Selberfahrung eigentlich noch von der Therapie unterscheide[70] – womit diese Textpassage in Längles Übersichtsarbeit die Frage aufwirft, ob man dem Gesagten entnehmen muss, dass sich auch die seinerzeit von der post-Franklschen GLE angebotene Therapie ebenso im Unklaren war über ihren eigenen „Verlauf, ihre Sinnhaftigkeit, Zumutbarkeit und die Verantwortbarkeit" wie die von ihr laut Längle „kaum unterscheidbare" GLE-Selbsterfahrung (s.u.).

69 A.a.O.
70 A.a.O.

Nachdem die Debatte um die Methodik der Selbsterfahrung in der Ausbildung Gegenstand ausführlicher (auch gut dokumentierter) Diskussionen war, scheint es jedenfalls insgesamt nicht plausibel, dass Längle Frankls Kritik am Selbsterfahrungmodus innerhalb der GLE wirklich dahingehend (miss)verstanden hat, dass Frankl jedweder Selbsterfahrung und -besinnung (Jaspers) *grundsätzlich* ablehnend gegenüberstand. Frankls Kritik bezog sich vielmehr auf die Methoden und wohl auch auf den Wildwuchs der Selbsterfahrung in der GLE – sie beruhte ja Längles Aussage zufolge „allein auf dem Empfinden und der Erfahrung des jeweiligen Ausbildners“[71], war also erstens uneinheitlich, zweitens unsystematisch und drittens blieb zumindest damals anscheinend noch völlig ungeklärt, ob die seinerzeitigen Ausbildner selbst überhaupt eine (solche) Selbsterfahrung absolviert hatten – und falls nicht, was sie dann dazu befähigte, die Auszubildenden dermaßen willkürlich („nach eigenem Empfinden“) durch diesen zugleich prägenden wie sensiblen Prozess zu führen.

Nun könnte man nach einer derart ernüchternden Bilanz über die Selbsterfahrung in der GLE-Ausbildung vermuten, dass Längle zumindest rückblickend und wenigstens teilweise Verständnis für Frankls kritische Haltung aufbringen können würde. Das ist jedoch nicht der Fall. Vielmehr blickt Längle weiterhin nicht auf die inhaltlichen Gründe für Frankls Ablehnung, sondern sucht wiederum nach ihrem mutmaßlichen psychologischen Motiv: Längle fragt sich und seine Leser im selben Artikel nämlich, ob es nicht auch überlegenswert sei,

71 A.a.O.

> inwieweit Frankls ablehnende Haltung zur Selbsterfahrung mit den traumatischen Erfahrungen von 2½ Jahren Konzentrationslager zusammenhängt, die als Selbsterfahrung in extremis angesehen werden kann.[72]

Längle schlägt damit vor, Frankl sei womöglich auch deshalb „gegen die Selbsterfahrung" gewesen, weil er erstens die Jahre im Konzentrationslager nur unzureichend in seine Biographie integriert (oder „verarbeitet") habe und unterstellt zugleich zweitens, Frankl sei nicht in der Lage gewesen, diese traumatische Erfahrung von der 45 Jahre später stattfindenden Diskussion über die Ausarbeitung eines Selberfahrungskonzepts in der Ausbildung in Logotherapie und Existenzanalyse zu trennen.

Angesichts der im selben Artikel gezeichneten kritischen Bilanz der GLE-Selbsterfahrung besteht natürlich die Möglichkeit, dass Längle einen erheblichem Rechtfertigungsdruck wahrgenommen hat und man in einer solchen Situation manchmal auch weiterhergeholte „Erklärungen" sucht, um naheliegendere Gründe in den Hintergrund stellen zu können. Wollte man dieses Argument jedoch wirklich inhaltlich ernstnehmen, sollte man im Umkehrschluss annehmen müssen, dass Längle es für möglich hielt, dass Frankl ohne die mehrjährige Internierung im KZ (oder angesichts einer „besseren Verarbeitung" derselben) weitaus weniger an seinem Entwurf der Selbsterfahrung auszusetzen gehabt hätte und es daher auch nicht zum Bruch und dem Austritt aus der GLE gekommen wäre.

Abgesehen von der grundlegenden Fragwürdigkeit dieses Arguments: Wie und woher Längle Kenntnis davon erlangt hat, dass Frankl die Erfahrungen im Holocaust nicht hinreichend verarbeitet und in seine Biographie integriert habe, geschweige denn aus diesem Grund (bewusst oder unbewusst) gegen hyperreflektorische und quasi-experi-

72 A.a.O.

mentelle Varianten der Selbsterfahrung gewesen sei, bleibt ungeklärt – zumal Längle an anderer Stelle über die Zeit der Zusammenarbeit mit Frankl schreibt: „Ich würde unsere Beziehung als persönlich offen, aber nicht sehr ins Private gehend bezeichnen". Woher man unter diesem Vorzeichen wissen kann, wie Frankl „den Holocaust innerlich verarbeitet" hat, muss folglich offen bleiben; Längle hat es meines Wissens nach auch nirgends weiter begründet.

So ist diese Argumentationsfigur wiederum in hohem Maße symptomatisch für eben jenen psychologistischen Gestus, den Frankl an der Neuausrichtung der GLE immer wieder beanstandete („letztlich ging es Frankl weniger um die Methode der Selbsterfahrung als um die Abwehr seines eigenen Holocaust-Traumas"). Nur ist sie in diesem konkreten Fall allerdings auch historisch hochgradig unangemessen – etwa, wenn Längle im selben Zusammenhang noch hinzufügt, dass ja die „traumatischen Erfahrungen von 2½ Jahren Konzentrationslager als Selbsterfahrung in extremis angesehen werden"[73] (sic!) können.

Man muss sich an dieser Stelle aber auch fragen, welches Bild hier entweder von 2½ Jahren Gefangenschaft im Konzentrationslager oder 250 Stunden Selbsterfahrung gezeichnet – oder welches Verständnis von Leid insgesamt hier vertreten – wird, wenn Längle der Ansicht ist, das eine (der Holocaust) sei lediglich eine Extremform („in extremis") des anderen (ein Seminar für Selbsterfahrung „nach Empfinden und Erfahrung des Ausbildners"). Nicht weniger denkwürdig scheint mir auch, dass eine historisch dermaßen verunglückte Argumentation bislang offenbar weder von Kollegen noch von Schülern Längles kritisch hinterfragt wurde (zumindest ist darüber trotz sonstiger guter Quellenlage nichts bekannt oder belegt).

---

73 A.a.O.

## 4.5 Problem und Folgen einer nicht vollzogenen Loslösung

Nun ist es an dieser Stelle aber weder Aufgabe, noch ist es Anliegen dieser Übersicht, die psychologischen Ambivalenzen oder gruppendynamischen Verhältnisse innerhalb der GLE auszuloten, vor deren Hintergrund das intellektuelle und zwischenmenschliche Milieu wachsen kann, das derartige Erklärungsversuche allem Anschein nach vorwiegend kritik- und widerspruchslos hinnimmt.

Wenn sich aber in der Zusammenschau der unterschiedlichen Versionen der Gründe für den Bruch im März 1991 zeigt, dass sich zwei Parteien so weit auseinandergelebt und -gedacht haben wie im gegenständlichen Fall, und eine der Parteien (Längle) selbst Jahrzehnte später noch derart inkongruente, teils auch fragwürdige Erklärungsversuche über Art und Ende der Beziehung zu Frankl und seiner Logotherapie und Existenzanalyse vorlegt (oder diese, s.o., gelegentlich auch verschweigt oder verdrängt), liegt die Vermutung nahe, es gehe gar nicht mehr alleine nur um „Widerspruch“ und Gegensätze, sondern vielmehr womöglich auch um etwas Tieferliegendes. Unter diesem Vorzeichen ließen sich die Inkonsistenzen in Längles Darstellung der Beziehung zu Frankl und der Logotherapie und Existenzanalyse auch unter pragmatischen Gesichtspunkten sehen – denn rein inhaltlich oder rational lassen sich die oben diskutierten Widersprüche meines Erachtens nach tatsächlich nur mehr schwerlich erklären.

Vielleicht wäre es daher Zeit, etwas nachzuholen, das ich in der Durchsicht der umfangreichen Anmerkungen Längles zu Frankls Abschied von Längle und GLE bislang nicht finden konnte: Den Versuch, Frankls Botschaften an Längle schlicht als das zu lesen, was sie allem Anschein nach tatsächlich mitzuteilen versuchten. Sie also nicht unter Rekurs auf Frankls vermeintliche „Unnahbarkeit“, „mangelnde

Teamfähigkeit", „dürftige Gesprächsfähigkeit und -bereitschaft", „Gefühlskälte", oder der Unfähigkeit Frankl, dem „Druck" einer konzertierten Aktion einer ungenannten Gruppe von „20 oder 30 Logotherapeuten aus aller Welt" standzuhalten – oder gar auf seine unzureichende Durchdringung der eigenen Erlebnisse in Theresienstadt, Auschwitz und den beiden Dachauer Filiallagern Kaufering und Türkheim zu deuten. Mit anderen Worten wäre auch möglich, Frankls Botschaften an Längle nicht nur zwischen den Zeilen zu lesen, sondern sie vielmehr als Ausdruck der angesichts der Umstände notwendig gewordenen persönlichen Verabschiedung und Entlassung aus dem Lehrer-Schüler-Verhältnis, die freilich ergänzt wurde um Frankls Ermutigung, bzw. Bitte an Längle, konsequenterweise auf den nun offen vor ihm liegenden Wegen der eigenen Schulenbildung auch über eigene Namensgebungen und eigene Begriffswelten für das sich entwickelnde eigene Werk nachzudenken:

> Er [Viktor Frankl – Anm. AB] hat Alfried Längle, nachdem es [...] zu keiner Einigung kam, ermutigt, seinen eigenen Weg zu gehen – er hat ihn aber auch bekniet, seiner eigenen Schule einen eignen Namen zu geben, damit es nicht laufend zu Verwechslungen kommt: „Was Sie da machen, ist ja nicht schlecht. Nur hat es mit der Logotherapie nichts mehr zu tun. Gehen Sie Ihren Weg, aber verwenden Sie bitte auch einen eigenen Namen für Ihr Werk." Es hat ja auch Alfred Adler seine Schule nach der Trennung von Freud nicht mehr Psychoanalyse genannt, sondern ihr einen eigenen Namen gegeben. Dann wäre so vieles so viel einfacher gewesen, ich glaube, auch für Alfried Längle selbst.[74]

Interessanterweise deckt sich dieser Bericht der Witwe Frankls auch weitgehend mit Längles eigener Aussage,

---

74 Frankl, Eleonore. Interview mit dem Autor, Wien, Juni 2004.

Frankl habe ihn in dieser Weise ermutigt und aus dem Schülerverhältnis entlassen:

> Er sagte mir, ich solle mich nun frei zu fühlen: „Das ist eine große Gelegenheit. Das gibt Ihnen Ihre Freiheit zurück. Sie können entwickeln. Sie müssen mich nicht zitieren wie die Analytiker Freud zitieren müssen ... Sie können schreiben und machen, was Sie wollen. Sie sind total frei, Sie sind befreit.“[75]

Solchen Mitteilungen Frankls – und der Tatsache, dass Frankl in weiterer Folge konsequenterweise auch den persönlichen Kontakt mit Alfried Längle abgebrochen hat –, ist jedenfalls zu entnehmen, dass Frankl nach seinem Rücktritt mit diesem Kapitel weitgehend abgeschlossen hat; eher legt die bisherige Diskussion der zahlreichen Erklärungs- und Bewältigungsversuche nahe, dass es umgekehrt Längle war oder ist, der eine endgültige Befreiung vom einstigen „Lehrmeister“ und seinem Werk selbst Jahrzehnte später nicht vollständig vollziehen konnte oder wollte – vielleicht, weil die Zeichen und Frankls Schreiben vom März 1991 so ambivalent, gelegentlich auch psychologistisch (und nicht inhaltlich) gedeutet wurden und immer noch werden.

In diesem Sinne ist die Art und Weise, wie die Trennung seitens Längle und GLE „aufgearbeitet“ wird, daher gewissermaßen auch ein unmittelbares Symptom der von Frankl beanstandeten Rückkehr zum Psychologismus: Dass bei Längles Deutung der seinerzeitigen Trennung tatsächlich die psychologischen Aspekte (etwa seine „Verletzung“ auf der einen Seite, Frankls wieder und wieder von Längle als eigentlich ursächlich in den Raum gestellten „Defizite“ auf der anderen Seite) weit mehr Platz einnehmen als die von Frankl ja hauptsächlich angesprochenen *inhaltlichen*

---

75 Längle, A. (2020). On the Collaboration between Viktor Frankl and Alfried Längle. https://youtu.be/UyPfdlyhub4?si=F1kL_O12LsYiAvNl

Fragen, spiegelt sich zudem nicht zuletzt darin wieder, dass Längle immer wieder betont, dass er „Frankl vergeben habe“[76], dass er jetzt „in Frieden“ sei, dass er ihm „verzeihen“ konnte. Und das, obwohl – und an dieser Stelle fällt es dann verhältnismäßig schwerer, Längles Beteuerungen Glauben zu schenken, es sei nun ohnehin „alles in Ordnung“, Längle anfügt, er wäre „ausserdem tief davon überzeugt“ ist, dass Frankl „etwas sehr Hässliches“[77] getan habe – und zugleich derart unterschiedliche (durchwegs schuldzuweisende) Trennungsnarrative vorstellt, dass man sich fragen muss, welche seiner zahllosen Vorwürfe Frankl gegenüber Längle ihm eigentlich „verziehen“ hat.

Nun ist hier nicht der Raum, tiefer in die Ursachenforschung dieser womöglich von einer Seite doch nicht überwundenen Trennung vorzudringen – zumal man bei genauerer Sichtung bald den Eindruck gewinnt, hier einem bei Längle tragisch besetzten Lebensthema zu begegnen, das man bei aller Kritik entsprechend behutsam und sensibel behandeln will, wären nicht dermaßen viele andere Unbeteiligte durch die irreführenden Namensgebungen und durch die vielfältigen und wenig konsistenten Trennungsversionen mit in diese persönliche Tragik hineingezogen worden. Daher muss man festhalten, dass die persönliche Problematik der unvollendeten Trennungsgeschichte für die gegenwartsbezogene Debatte nur insoweit von Interesse ist, wie sie heutige Logotherapeuten und Existenzanalytiker (bzw. Therapieanwärter – dazu gleich mehr) betrifft.

Aber gerade der Blick auf die heutige Situation – inklusive der nach außen getragenen ambivalenten Beziehung zum einstigen Lehrmeister und der klassischen Logotherapie und Existenzanalyse – legt jedenfalls deutlich nahe, dass wir es hier mit einer durchweg verunglückten Loslösung zu

76 A.a.O.
77 A.a.O.

tun haben: Alfried Längle ist seit nun 30 Jahren abwechselnd oder gleichzeitig Lehrtherapeut, Theoriengeber, Vorsitzender, bzw. nun auch Ehrenvorsitzender einer Gesellschaft für Logotherapie und Existenzanalyse, die heute außer ihrem Namen, einigen begrifflichen Anleihen und wiederholten Ehrungen Viktor Frankls als „Gründer" (und ebenso wiederholten Abwertungen Frankls als „narzissistischen", „gefühlskalten", zu „Teamarbeit" und „echten Gesprächen" und „zum Widerstand gegen Gruppendruck" unfähigen Einzelgänger) kaum mehr inhaltliche und methodische Gemeinsamkeiten oder Kompatibilitäten mit jener Logotherapie und Existenzanalyse aufweist, die Frankl seit den 1930er Jahren entwickelt hat – und scheint zugleich selbst keine stringente Erzählung vorlegen zu können, weshalb sich Frankl so eindeutig von seinen Adaptionen distanziert hat: Das sei absolut anti-logotherapeutisch – und wer sollte das letztlich besser beurteilen können als der „Lehrmeister" Längles, bzw. der Begründer und Namensgeber der Logotherapie und Existenzanalyse selbst?

Was immer also die Gründe für das ambivalente Verhältnis zur eigenen ideengeschichtlichen Entwicklung und ihrem biographischen Hintergrund seit 1991 sein mögen – es macht das Verdrängen, Ver- und Umdeuten und gelegentliche Verschweigen dieses Urteils des „innigen Lehrmeisters" sein Urteil selbst natürlich erstens weder unwirksam noch zweitens ungeschehen. Es verbirgt es bloß – vor sich selbst, vor allem aber auch vor anderen und trägt gerade dadurch zu einer Fortsetzung eben jenes „Etikettenschwindels" im Namen der Logotherapie und Existenzanalyse bei, vor dem Frankl mit Blick auf die von Längle begründete Schule wiederholt gewarnt hat. Und bemerkenswerterweise wird dieses Problem neuerdings auch unumwunden in GLE-Publikationen eingeräumt, wenn von einem „Trugschluss" derer gesprochen wird, die annehmen, dass die

Existenzanalyse und Logotherapie nach Längle noch mit Frankls zentralen Konzepten arbeite, bzw. übereinstimme:

> Zwar scheint es auf den ersten Blick so als ob die zentralen Konzepte von Frankl übernommen würden, doch erweist sich dies als Trugschluss. Denn durch die Veränderungen der metaphysischen Annahmen verändert sich jedoch auch das Verständnis der zentralen Begriffe wie Person, Freiheit und Verantwortung, oder Sinn und Wert.[78]

Nur wirft dieser „Trugschluss“ jenseits aller biographischen Tragik nicht zuletzt auch die Frage der Authentizität (diese versucht ja gerade, Trugschlüsse über die eigene Identität zu vermeiden) und der Verantwortung gegenüber der Gegenwart auf: Wenn man schon seit 1991 davor gewarnt wurde – und nun offenkundig auch aus eigener Erfahrung weiß, dass es hier regelmäßig zu „Trugschlüssen“ kommt, weshalb wird nicht versucht, die irreführenden oder täuschenden Elemente konsequenter zu beseitigen, um falschen Schlussfolgerungen und Irreführungen vorzubeugen – zumal die Ursachen dieses Trugschlusses ja keineswegs schicksalhaft gegeben, sondern erstens behebbar waren und zweitens immer noch sind? Warum andere in die hier angedeutete persönliche, offenbar immer noch nicht ganz überwundene Trennungsproblematik hineinziehen?

## 4.6 Die Folgen

Mindestens so wichtig, in vielerlei Hinsicht sogar wichtiger als die möglichen Gründe oder Ursachen für die beschriebene Problematik der unvollendeten Trennung scheinen mir

---

78 Reitinger, C. (2017). Anthropologisch-philosophische Grundannahmen von Logotherapie und Existenzanalyse – ein Vergleich. *Existenzanalyse-Internationale Zeitschrift für Psychotherapie, Beratung und Coaching*, 4–15.

daher ihre heutigen Folgen: Das betrifft zum einen den Kreis um Längle und seine Studenten. Während die Entwicklungen um Längle in den Publikationen der nach Frankl arbeitenden Logotherapeuten und Existenzanalytikern wie gesagt eigentlich so gut wie niemals erwähnt werden (dieses Buch ist tatsächlich eine der nicht einmal eine Handvoll zählenden aus der Perspektive der originären Logotherapie und Existenzanalyse vollzogenen Auseinandersetzungen mit Längles „Existenzanalyse und Logotherapie"), finden sich in den Publikationen des Schülerkreises um Längle immer wieder – bisweilen auch ganz unvermittelte – Abgrenzungen zu Frankl, die einem Leser, der die historischen Zusammenhängen nicht kennt, wohl wenigstens eigentümlich und manchmal auch schlichtweg deplatziert vorkommen müssen.

Es ist schon auffallend, in wie vielen auch noch Jahrzehnte nach dem seinerzeitigen Rücktritt Frankls (1991) verfassten Abschlussarbeiten, Artikeln und Beiträgen auf die damaligen Ereignisse eingegangen wird, bzw. späte (und vielfältige) Rechtfertigungen generiert werden, weshalb der Richtungswechsel der GLE dennoch richtig oder alternativlos war. All dies mag nun wie gesagt mittlerweile zu einer Art Gründungsmythos der Längleschen „Existenzanalyse und Logotherapie" geworden sein. Es verwundert aber dennoch, wenn derartige Abgrenzungen von Frankl und Trennungsrechtfertigungen in rezenten Aufsätzen von jüngeren GLE-Mitgliedern gleichsam als Treuebezeugnisse und/oder stellvertretende Bewältigungsversuche vorgelegt werden, auch wenn die Autoren im Jahr 1991 teils noch Schulkinder und somit recht sicherlich nicht in die damaligen Debatten involviert gewesen sind.

Die eigentlichen Leidtragenden aber – es ist anzunehmen, dass Frankl wohl vor allem an sie dachte, als er von Täuschung und „Etikettenschwindel" durch die GLE sprach

– sind diejenigen, die genuin logotherapeutische und existenzanalytische Hilfe suchen und erhoffen.

Im Viktor Frankl Institut in Wien erhalten wir etwa in regelmäßigen Abständen Mails, Anfragen, gelegentlich auch Beschwerden von Patienten und Studenten, die bedauern, dass sie mitunter viel Zeit und Geld für etwas hergegeben haben, das sie in Kenntnis der tatsächlichen Sachlage nie für sich gewählt hätten: Sie hörten oder lasen von der Logotherapie und Existenzanalyse Viktor Frankls und fühlten sich von diesem Ansatz verstanden, bzw. angesprochen, erhofften sich davon konkrete Hilfestellung „wie in den Franklbüchern beschrieben". Der nächste naheliegende Schritt: Sie suchten nach Angeboten, die Logotherapie und Existenzanalyse nach Frankl anbieten und wandten sich an die GLE – Gesellschaft für Logotherapie und Existenzanalyse. Auf deren Eigendarstellungen lasen sie (s.o.) vom „persönlichen Assistenten und Freund Viktor Frankls", von der „rechten Hand", die „nun die Zügel von Frankl übernommen hat". Und wirklich: Einen besseren Leumund als die direkte Übergabe der Zügel vom „innigen Lehrmeister" selbst kann man sich kaum erhoffen und folgerichtig wendet man sich vertrauensvoll an diese Institution. Ein „Trugschluss", wie Reitinger schreibt; „Etikettenschwindel" nannte es Frankl.

Denn nun erhalten diese Hilfesuchenden nicht Logotherapie und Existenzanalyse nach Viktor Frankl, sondern Existenzanalyse und Logotherapie nach Alfried Längle: Anderes Menschenbild, anderes Weltbild, anderes Freiheits- und Verantwortungsverständnis, anderes Sinnverständnis, anderes therapeutisches Grundverständnis und Handeln, andere Motivationstheorie, andere Methodik, andere Diagnostik, andere Therapieziele. Entdecken diese Patienten dann nach und nach, dass sie einem „Trugschluss" oder „Etikettenschwindel" erlegen sind, sind sie oft zutiefst verunsichert, zumal das Eingeständnis, auf psychotherapeutische Hilfestellungen angewiesen zu sein, ohnedies meist erst unter hohem Leidensdruck erfolgt. Wenn diese Patienten dann noch vor eine derart unübersichtliche Situation gestellt werden, kann das insbesondere für jene, die in einer ohnedies besonders vulnerablen Lebensphase nach Hilfe suchen, eine weiter traumatisierende Erfahrung des Vertrauensmissbrauchs sein, bzw. ist es das tatsächlich auch oft genug.

Wenn wir hier einen Mangel an Authentizität und Transparenz konstatieren, sprechen wir zugleich über Mangel, wo eigentlich gar kein Mangel sein sollte – wo genaugenommen auch kein Mangel sein müsste, wenn Frankls seinerzeitiges Angebot einer einvernehmlichen Trennung auch von Seiten Längles und der GLE weniger nur als „sehr schmerzhafte" Kränkung und Ausdruck vermeintlicher Persönlichkeits- und Verständnisdefizite Frankls gelesen würde, sondern als Ermutigung aufgefasst worden wäre, konsequent(er) und in eigenem Namen eigene Wege zu gehen und (wie schon andere davor) auch eine eigene Begriffswelt zu entwickeln.

Zugleich scheint das einseitige Festhalten am vormaligen „Lehrmeister" sowohl aus psychotherapiehistorischer Perspektive als auch in Hinblick auf die Frage, welches Gründungsnarrativ sich eine (neue) Schule zu eigen macht, im Grunde auch gänzlich unnötig: Schließlich läge in der Tradition der Wiener psychotherapeutischen Schulen kaum etwas näher, als auf die nun schon beinahe traditionelle Trennung des Lehrers vom ehemaligen Schüler in Unfrieden zu verweisen: Sigmund Freud trennte sich von Alfred Adler (und vielen anderen, wenn auch nicht in Wien ansässigen Psychotherapiegründern wie Jung und Binswanger); und Alfred Adler kündigte Viktor Frankl nach der denkwürdigen Sitzung des Vereins für Individualpsychologie (1927) die Mentorenschaft auf (genauer würdigte er, so Frankl, letzteren fortan „keines Blickes mehr“). Und – will man aus GLE-Sicht diese Geschichte weiterschreiben – tat es Frankl gegenüber Alfried Längle Freud und Adler gleich. Es ist methodisch sicherlich fragwürdig, Wissenschaftsgeschichte unter dem Blickwinkel des Konjunktivs zu schreiben („was wäre geschehen, wenn...“?). Aber es scheint mir nicht weithergeholt, anzunehmen, dass die Entwicklungs- und Verbreitungsgeschichte etwa der Individualpsychologie über den Tod Adlers hinweg wohl bei weitem nicht so erfolgreich verlaufen wäre, hätte Adler darauf bestanden, seine Schule nach der Trennung von Freud weiterhin als „Psychoanalyse“ zu bezeichnen – und seinen Schülern damit die historische Bürde einer zugleich immer auch unter dem Schatten einer solch fraglichen Eigenbenennung und inkonsistenten Geschichtsschreibung stehenden Schule zu hinterlassen.

Kurz: Unter psychotherapiehistorischen Gesichtspunkten, zumal noch in Wien, gäbe es im Grunde kaum einen besseren Leumund (und damit auch kaum ein geeigneteres und vor allem weniger intergenerational vorbelastendes Gründungsnarrativ), als einstmals Hoffnungsträger eines einflussreichen Psychotherapiegründers gewesen zu sein und diesen dann durch echte oder vermeintliche Erweiterungen oder Adaptionen dermaßen herausgefordert zu haben, dass dieser keine andere Alternative sah, als den vormaligen Hoffnungsträger zuerst zu kritisieren, dann um Einhalt zu bitten und schließlich aus dem Lehrer-Schüler-Verhältnis zu entlassen. Nur – diese Konsequenz ist im hier bislang noch nicht gezogen worden – hat der einstige Schüler dann historisch stets den nächsten logischen Schritt gesetzt und seinem Werk eine eigene Benennung gegeben:

Seine [Frankls – AB] Überlegung war, Menschen nicht zu täuschen, wenn sie nach seiner Logotherapie suchten, und dann auf unsere stießen. Damit hätten sie sicherlich nichts Schlechtes in Händen, er sei sogar von der Qualität überzeugt, aber sie hätten ein anderes Produkt in Händen als sie suchten.[79]

---

79 Längle, A. (2005). 20 Jahre GLE. Eine Geschichte. o.O.

# 5
# Die Praxis als weitere Weggabelung

## 5.1 Erkenntnispraxis und die Rolle des Lehrers bei Frankl und Längle

Nachdem bislang die historische Entwicklung und das Problem der mangelnden Authentizität, bzw. Transparenz und Begriffsklarheit nach innen wie auch nach außen im Mittelpunkt stand, will ich nun den Blick auf methodische Fragen sowie die Erkenntnis- und Lehrsituation, in einem nächsten Schritt auch auf die psychotherapeutische Praxis in der GLE richten. Diese Diskussion knüpft zugleich auf zunächst unerwartete Weise an die Frage nach der Rolle des Lehrers, bzw. Gründers und der von ihm angestoßenen Erkenntnisprozesse an. Hier wird nämlich ein weiteres, in der bisherigen Literatur meines Wissens allerdings nach in dieser Form noch nicht besprochenes Unterscheidungsmerkmal zwischen Frankls und Längles Schulen sichtbar.

Um das Thema zu erschließen, muss ich wiederum etwas ausholen: Wie bereits mehrfach erwähnt, hat Frankl – vermutlich auch unter dem Eindruck des Dogmatismus Sigmund Freuds und Alfred Adlers, und vermutlich auch, weil sich in den Jahren der Verbreitung der Logotherapie und Existenzanalyse die Wissenschaftskultur der Psychotherapie grundlegend änderte[80] – relativ früh erkannt, dass

80 Braakmann, D. (2014). Historical paths in psychotherapy research. In: *Psychotherapy research: Foundations, process, and outcome* (pp. 39–65). Vienna: Springer Vienna; Wampold, B.E. (2001). Contextualizing psychotherapy as a healing practice: Culture,

sich gerade so ausgesprochen philosophisch ausgerichtete Psychotherapieschulen wie die Logotherapie und Existenzanalyse im wissenschaftlichen Diskurs nicht alleine auf die persönlichen Beobachtungen, Einsichten und Erkenntnisse des Schulgründers berufen können, sondern sich auch einer empirischen Überprüfung und theoretischen Kritik zu stellen haben: Sie müssen nicht nur plausibel sein, sondern sich da, wo sie konkrete und klinisch oder experimentell überprüfbare Vorhersagen treffen, auch bewähren können.

Zwar hat Frankl wie auch Freud und Adler vor ihm fraglos das durchstrukturierte System der originären Logotherapie und Existenzanalyse mehr oder weniger im Alleingang und sicherlich teils vor allem anfänglich eher intuitiv und reflexiv erschlossen[81]; er hat allerdings wie erwähnt zugleich stets auch auf die intersubjektive Nachvollziehbarkeit seiner theoretischen Aussagen[82], bzw. vor allem ab Ende der 1960er Jahre auch auf die Überprüfbarkeit (und Überprüfung) seiner klinischen Interventionen bestanden.[83] Mit anderen Worten sollten seine Ausführungen entweder analytisch – also philosophisch, bzw. argumentativ – verhandelbar sein, oder sich aber, wo das möglich ist, einer empirischen oder klinischen Überprüfung stellen können. Wo immer dies nicht oder nicht ausreichend der Fall war – siehe

---

history, and methods. Applied and preventive psychology, 10(2), 69–86.

81 Batthyány, D., & Zsok, O. (Hrsg.). (2005). *Viktor Frankl und die Philosophie*. Springer-Verlag.

82 Frankl, V.E. (1965). The philosophical foundations of logotherapie. *Universitas, 8*(1), 171; Rohr, W. (2009). *Viktor E. Frankls Begriff des Logos: die Sonderstellung des Sinnes in Substanz- und Relationsontologie* (Vol. 11). Alber.

83 Kotchen, T.A. (1960). Existential mental health: An empirical approach. *Journal of Individual Psychology, 16*(2), 174; Frankl, V.E. (1966). Logotherapy and existential analysis—a review. *American Journal of Psychotherapy, 20*(2), 252–260; Frankl, V.E. (1962). Psychiatry and man's quest for meaning. *Journal of Religion and Health*, 93–103.

etwa Frankls frühe Arbeiten über die „Psychologie des Intellektualismus“[84], die sich tatsächlich nicht im klinischen Alltag bewährten – hat er diese Spur dann konsequenterweise auch nicht weiter verfolgt.

Frankl reklamierte somit also ebenso wie Freud und Adler vor ihm auch keinen besonderen Erkenntniszugang für sich; seine Logotherapie und Existenzanalyse sollte im weitesten Sinne unter Einsatz geeigneter Mittel (Analyse oder Experiment) unabhängig von seiner Person nachvollziehbar sein. Einzige Ausnahme mögen Frankls Erfahrungen in den Konzentrationslagern gewesen sein; diesbezüglich war er sich der Verantwortung bewusst, persönlich als Zeitzeuge für das Erlebte einzustehen. Zugleich räumte Frankl aber auch bei nahezu jeder sich bietenden Gelegenheit mit der Fehldeutung auf, die Logotherapie und Existenzanalyse sei „im Konzentrationslager entstanden“ und schon von daher unantastbar. Wohl aber betonte er, sie habe sich selbst dort noch für ihn bewährt; dafür konnte tatsächlich nur er in dieser Form einstehen.[85] Von dieser einen Ausnahme abgesehen hinaus gilt jedoch für sein Gesamtwerk, dass es zumindest potentiell erstens erkenntnistheoretisch jedem zugänglich und zweitens überprüfbar sei. Sobald sich nach seinen Anregungen langsam ein Kanon empirischer Arbeiten zur Logotherapie und Existenzanalyse aufbaute, zitierte Frankl daraus entsprechend ausführlich.

Im Gegensatz dazu fällt auf, dass sich in Längles Arbeiten zu konkreten existenzanalytisch gedeuteten Lebensthemen so gut wie keine Verweise auf aktuelle externe evidenzbasierte empirische Studien zur Psychotherapie oder klinischen Psychologie finden lassen – jedenfalls bei weitem

---

84 Frankl, V.E. (1926). Zur Psychologie des Intellektualismus. *Internationale Zeitschrift für Individualpsychologie*, 4, 1926,32.

85 Frankl, V.E. (2002): Viktor E. Frankl. *Was nicht in meinen Büchern steht. Lebenserinnerungen.* Weinheim/Basel: Beltz, S. 6.

nicht in dem Ausmaß, wie dies seit etwa Mitte der 1960er in der klassisch logotherapeutischen und existenzanalytischen Literatur von und nach Frankl der Fall ist. Wie man Längles diesbezüglichen Aussagen entnehmen kann, verdankt sich diese Abwesenheit nicht bloß der Tatsache, dass in der GLE eine andere Zitierkultur gepflegt wird. Vielmehr begründet Längle diesen Zugang mit einer radikalen Absage an die „reine Empirie". Diese sei nämlich, so begründet Längle seine Skepsis, gegenüber „dem Wesentlichen blind":

> Die reine Empirie ist blind für das Wesentliche. Erst durch den erkennenden Geist kann der Aussagegehalt von Gegebenheiten jenseits der Daten und Befunde gehoben werden. Dies gilt insbesondere für das Verstehen des Menschen.[86]

Zwar wird an dieser Stelle (und auch sonst von Längle) nicht begründet, warum der empirische Zugang dem „erkennenden Geist" gleichsam antithetisch gegenüber- und nicht etwa komplementär nebeinandergestellt ist („Empirie ist blind, Geist ist sehend"). Und es wird auch kaum etwas Belastbares zur Frage gesagt, was genau unter dem in dieser Textstelle erwähnten „erkennenden Geist" – er ist ja nach der Absage an die „reine Empirie" nunmehr primäres Erkenntnisinstrument – zu verstehen ist und wie dieser nicht-empirische Ansatz methodisch und erkenntnistheoretisch umgesetzt wird. Lediglich verweist Längle in diesem Zusammenhang auf die Phänomenologie, bzw. die „phänomenologische Haltung". Diese erweist sich in Folge auch über weite Strecken als das primäre Vehikel seiner „Weiterentwicklungen" der Existenzanalyse und Logotherapie. Sieht man sich aber genauer an, was mit diesem Vehikel konkret gemeint ist, offenbart sich ein in der modernen Wissenschaftskultur der zeitgenössischen Psychotherapie

86 Längle, A. (2007). Das Bewegende spüren Phänomenologie in der (existenzanalytischen) Praxis. *Existenzanalyse*, 24/2/2007, 17ff.

beinahe anachronstisch anmutendes Bild (Längle wörtlich: „der ganze Körper wird als Antenne empfunden"[87]). So legt Längle etwa dar, dass die phänomenologische Haltung in hohem Maße durch affektive Eindrücke („Angst", „Mißtrauen", man fühlt „Einfachheit", „Gelassenheit", alles ist „bewegend, lebendig") und subjektive Werturteile („hübsch", „schön") gekennzeichnet ist:

> Gelingt es, die phänomenologische Haltung einzusetzen, spürt man meistens eine Ruhe, eine Gelassenheit und Entlastung. Man muß nicht mehr gleich wissen, was man zu tun hat. Phänomenologie hat auch mit Einfachheit zu tun, die man in sich selbst fühlen kann.
>
> Die Wahrnehmung kann so intensiv sein, daß sogar der ganze Körper als Antenne empfunden wird. Und trotz der Einfachheit kann die phänomenologische Wahrnehmung als erweiternd und bereichernd erlebt werden, als bewegend, dynamisch, lebendig. Doch kann auch Angst auftreten oder Mißtrauen. Angst, daß das Problem des anderen so sehr aufgenommen wird, daß es zum eigenen Problem wird; Angst, durch die Offenheit zu verletzlich zu werden. Im Privatleben kann auch die Sorge dazukommen, daß das Leben zu ernst wird. Denn manchmal macht auch Unwesentliches das Leben schön: daß ein Mensch z.B. hübsch ist und schön gekleidet.[88]

Abgesehen von der unbeantworteten Frage, inwieweit ein offenbar angezieltes starkes affektives Bewegtwerden von potentiellen Erkenntnisinhalten wirklich zur Erkenntnis, und nicht einfach vor allem zu affektiv hochgefahrenen Reaktionen auf das tatsächlich Gegebene führt, hat die konkrete Umsetzung dieses „Erkenntnisweg" unmittelbare Folgen und bildet damit ein weiteres Abgrenzungsmerkmal zur klassischen Logotherapie und Existenzanalyse (und

87 A.a.O.
88 A.a.O.

auch zu gegenwärtigen Bemühungen, Psychotherapie im wissenschaftlichen Umfeld zu etablieren): Wo Frankl bemüht war, entweder auf empirische Arbeiten oder auf parallele Denk- und Argumentationsfiguren bei anderen Autoren[89] hinzuweisen, treten bei Längle damit die teils hoch emotionalen, jedenfalls aber persönlichen Deutungen und „Eindrücke" beispielsweise elaborierter Einzelfallbeschreibungen, vor allem aber Längles eigene „phänomenologische Schau"[90], d.h. oft eher intuitiv oder manchmal auch gar nicht weiter begründete „Einsichten" in verborgene Zusammenhänge – zum Beispiel, wenn Längle etwas unvermittelt seine psychosomatische „phänomenologische Schau" vorstellt, der zufolge Asthma Bronchiale durch „religiöse Konzepte" ausgelöst werden könne, Verdauungsprobleme Ausdruck „mangelnder Abgrenzung" seien und das Ich der Person [?] ein „energetisches Feld" sei, etc.[91]).

Die Begründung dieser Aussagen bewegt sich jenseits der reinen Empirie (dieser Anspruch wurde ja, wie eben gezeigt, bewusst abgelegt aufgrund ihrer „Blindheit"). Stattdessen wird auf das Instrument der „phänomenologischen Schau", derer man zur Sichtung dieser Zusammenhänge „bedarf", verwiesen:

> Es bedarf der phänomenologischen Schau, um den Zusammenhang [...] zu sehen.[92]

---

89 Für eine Übersicht dieser Querverweise bei Frankl, siehe Rohr, W. (2009). Viktor E. Frankls Begriff des Logos. (Vol. 11). Freiburg: Alber. Zwar nimmt Rohr seinerseits eine nicht unumstrittene, weil allzu theologische Deutung der Letztbegründung des Logos-Begriffs bei Frankl vor; seine Zusammenschau der Querverweise bei Frankl sucht jedoch zugleich ihresgleichen in der Sekundärliteratur.

90 Längle, A. (2009). Das eingefleischte Selbst. In: Existenzanalyse, 26 (2), 15ff.

91 A.a.O.

92 A.a.O.

Da es sich hier aber um zentrale diagnostische und damit auch therapierelevante Deutungen von Krankheitsbildern, bzw. -diagnosen handelt, stellt sich dennoch und immer noch die Frage, worauf diese Aussagen beruhen, was es also konkret mit der „phänomenologischen Schau“ auf sich hat, mit deren Hilfe Längle diese und weitere bislang verborgen gebliebene psychosomatischen Zusammenhänge erschlossen hat.

Die Situation ist allerdings gerade an diesem Punkt hochgradig unbefriedigend. Ich habe in der umfangreichen GLE-Literatur ausgiebig und lange nach Hinweisen darauf gesucht, was genau die von Längle als Begründung seiner „Einsichten“ herangezogene „phänomenologische Schau“ ist; wie sie begründet wird, ob sie lern- und lehr- und trainierbar ist, und wer über sie verfügt. Jedoch wurde ich an diesem entscheidenden Punkt nicht fündig: In der GLE-Literatur erfüllt die phänomenologische Schau nämlich dermaßen viele Funktionen und ist zugleich dermaßen verschwommen definiert, dass sie eigentlich alles sein kann und nichts:

> 1. Die phänomenologische Schau richtet sich am „Material aus“, dessen Sichten der „Eintrittsbereich in die hermeneutisch-phänomenologische Analyse ist.“[93]
>
> 2. Sie unterstützt die „innere Phänomenologie“ des Therapeuten sich selbst gegenüber.[94]
>
> 3. Sie ist wichtig: Die phänomenologische Schau ist „ganz entscheidend [für] das Bergen der ursprünglichen Emotionalität“.[95]

---

93 Längle, S. (2015). Methode zur Praxis Hermeneutisch-Phänomenologischer Forschung. *Existenzanalyse* 32:2:2015.

94 Längle, A. (2007). Das Bewegende spüren Phänomenologie in der (existenzanalytischen) Praxis. Existenzanalyse, 24/2/2007, 17ff.

4. Sie hilft beim „Erfassen des Wesentlichen im Eindruck durch phänomenologische Schau: Welche Gefühle macht das? Welche Impulse stellen sich spontan ein? Was sagt mir das eigentlich?“[96]

Jedoch:

6. kommt sie ohnehin „nie an ihr Ende. Sie ist immer auf der Suche“[97] (aber wonach?).

7. Sie „besitzt keine Wahrheit“, nähert sich ihr aber an: Sie befindet sich immer „in einem Prozess der Annäherung an sie.“[98]

Der Begriff der phänomenologischen Schau ist also vielschichtig und mit einer Vielzahl von Funktionen (offenbar ohne jedoch je an ein Ende zu kommen) versehen, wodurch seine genaue Bedeutung und Abgrenzung nicht eindeutig erkennbar wird. Definiert ist er jedenfalls nicht. Sollte mit dem Begriff aber gemeint sein, dass man schlicht Phänomenologie betreibt und sich Dinge und Zusammenhänge in diesem Geiste „anschaut“, offenbart sich an dieser Stelle eine im Grunde zutiefst antiphämonologische Einschränkung und Eingrenzung: In der konkreten Anwendung als Erkenntnismethode und Quelle der GLE ist der Einsatz der phänomenologischen Schau als Erkenntnismittel nämlich in sehr eigentümlicher Weise beschränkt.

So fällt bei der Durchsicht ihrer Literatur auf, dass innerhalb der GLE Alfried Längle mitunter eine Art privilegierter Zugang zu dieser definitorisch so schwer einfangba-

---

95 Kolbe, C. (1993). Zur Entwicklung der Personalen Existenzanalyse. Wien: *Tagungsbericht „Praxis der Personalen Existenzanalyse“*, S. 39ff.

96 Matuszak-Luss, K. (2012). Existenzanalyse und Logotherapie Basiscurriculum – Oktober 2012; AKH Wien (Folien zur VO).

97 Längle, A. (2007). Das Bewegende spüren Phänomenologie in der (existenzanalytischen) Praxis. *Existenzanalyse*, 24/2/2007, 17ff.

98 A.a.O.

ren „phänomenologischen Schau“ attestiert wird. Mit anderen Worten stammt die überwiegende Mehrzahl theorieprägender Einsichten, die „phänomenologisch geschaut“ wurden, von Längle selbst, obgleich der Anspruch eines solchen exklusiven Erkenntniszugangs grundlegend der phänomenologischen Methode widerpricht. Insgesamt steht die phänomenologische Methode ja vor allem für die Idee, dass jeder Mensch in der Lage ist, durch Wahrnehmungsoffenheit, Bewusstheit, Reflexion und ein vorläufiges Hintanstellen eigener Konzeptualisierungen eine tiefergehende Einsicht oder unverstellte Erkenntnis über die Phänomene selbst und ihre Zusammenhänge und Bedeutung zu erlangen.[99] Die Phänomenologie beschreibt somit eine explizit inklusive Herangehensweise, die jedem die Möglichkeit einräumt, Eigenschaften und Wesen der Dinge durch geordnetes Schauen zu erschließen.

Es ist natürlich denkbar und verdiente eine eigene Abhandlung, dass Längles fortwährender Bezug auf die Phänomenologie bei gleichzeitig grundlegender Neudefinition dessen, was Phänomenologie (bzw. phänomenologisches Schauen) im Eigentlichen ausmacht, ein weiteres Beispiel einer Tendenz zur definitionsunabhängigen Verwendung von bereits durch andere Forscher begründeten Konzepten und Begriffen ist. Aber selbst das änderte wenig daran, dass Phänomenologie prinzipiell nicht bedeutet, dass einige wenige über eine spezielle „Schau“ diagnostisch relevanter Zusammenhänge verfügen, sondern vielmehr wesentlich einen demokratischen, also jedem gleichermaßen zugänglichen Erkenntnisdialog mit den Dingen oder Sachverhalten selbst in Aussicht stellt, sofern man einmal bereit ist, sich

99 Fink, S. (2013). *Studien zur Phänomenologie* 1930–1939 (Vol. 21). Springer-Verlag; Breyer, T. (2011). Introspektion und Reflexion. Zur Vermeidung eines gängigen Missverständnisses. In: *Attentionalität und Intentionalität*. Brill.

durch geordnete und unvoreingenommene Beobachtung auf einen solchen Dialog ohne „wissende Vermittler" zwischen uns und der Wirklichkeit einzulassen.

Aus diesem Grund dient die (klassisch definierte) Phänomenologie auch in der Franklschen Logotherapie und Existenzanalyse als nur eines von mehreren Werkzeugen des Erkenntnis- und Theoriebildungsvorgangs. Frankls Logotherapie und Existenzanalyse nährt sich dabei – und im Gegensatz zu Längles Existenzanalyse und Logotherapie – im Wesentlichen aus fünf Quellen (neben der Phänomenologie, der Frankl methodisch und therapeutisch zugleich eine weitaus weniger prominente Rolle einräumt als Längle): klinischer Beobachtung und Erfahrung, philosophischem Argument, empirischer Forschung und Bezugnahme auf den wissenschaftlichem Konsens etwa zur Neurosen- und Psychosenlehre und der Psychosomatik, sowie eines (anthropologisch und ethisch begründeten) Bekenntnisses zur bedingungslosen Würde und geistigen Autonomie sowohl des Patienten als auch des Studenten der Logotherapie und Existenzanalyse.

Die Würdigung gerade letzterer aber verlangt unserem Verständnis nach grundlegend nach Nachvollziehbarkeit – und diese wiederum setzt Transparenz nicht mehr nur in der eigenen Begriffswelt, sondern auch in der Erkenntnismethode und Urteilsbildung voraus. Damit treten an dieser Stelle zwei schon weiter oben diskutierte Probleme unvermittelt erneut, wenn auch in anderem Zusammenhang, in Erscheinung; mehr noch verbinden sie sich nun zu einem einzigen Themenkomplex, bestehend erstens aus dem Problem der Erkenntnismethode (und damit der Rolle des Lehrers, bzw. Schulgründers), zweitens dem Problem der Begriffsklarheit und Transparenz (bzw. ihres Mangels). Denn nur vor dem Hintergrund der Erkenntnistransparenz („wie wurde diese oder jene Einsicht gewonnen; wie wurde sie

Lehrinhalt, bzw. Teil des Theorie- und Praxisgebäudes?) ist ein echter und gelegentlich kontroversieller Dialog auch innerhalb der Lehrsituation überhaupt möglich: Nur über geteilte Beobachtungen, kommunizierte Argumente und klinische Befunde kann verhandelt und diskutiert werden. Der Erkenntnisanspruch einer nicht näher definierten oder erklärten „phänomenologischen Schau" einer einzigen Person, die auf diesem Wege zudem zu mitunter recht eigenwilligen Deutungen kommt, birgt andererseits die fortlaufende Gefahr eines vertikalen, bzw. autoritären Erkenntnis- und Lehrgefälles: Der solcherart Schauende blickt weiter, sieht mehr, versteht mehr und reicht sein Wissen oder seinen Rat an jene hinab, die bereit sind, von ihm zu empfangen; ein genuiner inhaltlicher Dialog ist unter diesen Vorzeichen jedoch nahezu vollständig verunmöglicht. Die Tatsache, dass das Instrument der „phänomenologischen Schau" zugleich nicht klar definiert wird, festigt dieses vertikale Gefälle noch zusätzlich, da ja niemand genau zu wissen scheint, worum es sich dabei tatsächlich handelt. Sie ist also im eigentlichen Sinne eine verborgene Erkenntnismethode, über die in der GLE offenbar nur sehr wenige, streckenweise überhaupt nur ihr Neugründer zu verfügen scheint (s.u.).

Gerade weil an diesem eigentlich alles entscheidenden Punkt (woher kommen die Lehrinhalte der GLE?) so relativ viel Unklarheit herrscht, kann man daher an dieser Stelle nur mutmaßen und sich fragen, ob Frankls Einschätzung, die von Längle vertretene Schule sei in weiten Zügen „absolut anti-logotherapeutisch" vor diesem Hintergrund sich nicht nur auf inhaltliche und semantische Fragen, sondern wesentlich auch auf die Lehr- und Erkenntnismethode (Längles „phänomenologische Schau" auf der einen Seite, intersubjektive wissenschaftliche und philosophische Nachvollziehbarkeit auf der anderen), sowie die Art der Wissensvermittlung und das sich hieraus ergebende stark vertikale

Autoritätsgefälle zwischen Lehrendem und Lernendem, bzw. Patienten und Therapeuten innerhalb der Längle-Schule (dazu gleich mehr) bezog.

Für diese Lesart spricht aber u.a., dass Längle in seiner oben zitierten Überblicksarbeit selbst einräumte, dass beispielsweise die konkrete Ausgestaltung der GLE-Selbsterfahrung dem „Empfinden und der Erfahrung des Ausbildners" überlassen wurde, auch hier also die Führung der Selbsterfahrung in die Hände der prioritären (phänomenologischen?) Erkenntnis eines anderen gelegt wurde. Diesem scheint aufgrund eigener Empfindungen und Erfahrungen also zumindest streckenweise über ein tieferes Verständnis der Zugänge zum Selbst zugesprochen zu werden als demjenigen, der sein eigenes Selbst erfahren soll oder will – die empirische Untersuchung oder Verlaufs- und Erfolgskontrolle dieser Selbsterfahrung unterblieb ja seinerzeit, wie Längle selbst einräumt (s.o.).

Nun kann man zugleich nicht a priori ausschließen, dass die „phänomenologische Schau" ein zwar schlecht definiertes und nur einigen Wenigen zugängliches, dennoch aber in der Praxis sich bewährendes Erkenntnisinstrument ist. Ebenso wenig kann man a priori ausschließen, dass die Tatsache, dass Längle nicht nur der führende (und über weite Strecken einzige) Theoretiker seiner Schule ist, sondern auch deren führender Phänomenologe, sich weniger der Autoritätshäufung innerhalb der GLE verdankt, als vielmehr einer wirklich bestehenden herausragenden Mehrfachbegabung. Nur sollte man gerade unter diesem Vorzeichen dann auch annehmen, dass die solcherart phänomenologisch erschlossenen Zusammenhänge auch eine gewisse Gültigkeit für sich beanspruchen können – und zwar auch dann, wenn sie von Personen rezipiert oder überprüft werden, die nicht von vorneherein davon ausgehen, dass sich diese Zusammenhänge einer besonderen phänomenologischen Erkenntnisautorität verdanken.

An dieser Stelle greift die folgende Kritik: Sie richtet sich also weniger an die Tatsache, dass es Außenstehenden nicht leicht gemacht wird, einige der zentralen Begriffe und Erkenntnismethoden der GLE-Schule dingfest zu machen; sie richtet sich auch nicht alleine an das Problem der vertikal ausgerichteten Erkenntnis- und Lehrautorität, die einem relativ häufig innerhalb der GLE-Literatur begegnet. Es ist sogar sehr gut möglich, dass hier schlicht ein Verständnismangel meinerseits vorliegt – hunderte oder mehr Absolventen der GLE-Ausbildung und Patienten werden zweifelsohne etwas überaus Wertvolles gerade in den von mir hinterfragten Strukturen gefunden haben.

Wenn es aber um die konkrete Resultate der Erkenntnis durch phänomenologische Schauungen geht, steht nicht mehr nur zur Frage, wer sich aus welchen Gründen wie gut in das beschriebene Erkenntnisgefälle einfügen kann. Die Frage ist vielmehr, ob die Resultate der phänomenologischen Schau eine solche vertikale Struktur überhaupt rechtfertigen – ob mit anderen Worten die beanspruchte phänomenologische Schau wirklich intersubjektiv belastbare Erkenntnisse liefert, die ja letztlich in der angewandten Therapie an meist vulnerablen oder anderweitig psychisch verunsicherten Personen umgesetzt werden sollen.

## 5.2 Längles Psychosomatik: zur Praxis der Existenzanalyse und Logotherapie

Einige mit diesen Fragen zusammenhängende Problemstellungen sollen im Folgenden exemplarisch anhand von Längles eigener „existenzanalytischer Psychosomatik“ erörtert werden. Hierbei fällt zunächst auf, dass Längle offenbar die implizite Grundannahme hegt, dass spezifische körperliche

Erkrankungen unmittelbar mit spezifischen psychischen Faktoren korrespondieren. Nur wird diese eher an esoterische Korrespondenzmodelle (,wie innen, so außen; wie oben, so unten')[100] als an heutige evidenzbasierte Systeme der Psychosomatik[101] erinnernde Theorie nicht eigens begründet; Längle setzt sie vielmehr voraus: Ihm zufolge ist Frankls Dimensionalontologie um die Idee zu ergänzen, dass innerhalb jeder Dimension die jeweils anderen Dimensionen enthalten sind, also nicht eigentlich dimensional, sondern als Fraktale zu denken sind (unklar bleibt aber, warum Längle nach diesem Ebenensprung überhaupt noch von Dimensionen spricht):

> Interessant ist in unserem Zusammenhang, daß diese Dimensionen durch das einheitliche Erlebniszentrum der Person einen fraktalen Aufbau haben, d.h. sie wiederholen sich homolog sowohl in den jeweils anderen Dimensionen als auch in kleineren Einheiten in der eigenen Dimension. Diese Dimensionen sind ineinander repräsentiert und von einander durchdrungen. Für das psychosomatische Denken von größerer Bedeutung ist, daß sie auch mit den anthropologischen Dimensionen von Psyche und Soma verwoben sind. Ihr Muster taucht modular immer wieder auf. Damit kommt ihnen ein eigentlicher Bauplancharakter zu, da sie psychische und körperliche Repräsentanzen bilden. Für die Anthropologie hat das eine enorme Bedeutung, denn dadurch sind diese primär geistigen Dimensionen der Grundmotivationen strukturbildend für das Körperliche und Psychische.

---

100 Vgl. die Diskussion ähnlich hermetischer Psychosomatikmodelle in Flammer, P (2000). Die Überwindung aller Widersprüche: Das Krankheits- und Heilungsverständnis in der Esoterik am Beispiel von Thorwald Dethlefsen und Rüdiger Dahlke. Überarbeitete und erweiterte Fassung eines Vortrags an der Tagung vom 30.9.2000 an der Paulus-Akademie Zürich. Verein infoSekta, Zürich.

101 Längle, A. (2009). Das eingefleischte Selbst. In: *Existenzanalyse*, 26 (2), 15ff.

> M.a.W.: die Grunddimensionen der Existenz, somit die Grundstruktur des personalen Geistes, durchwirkt mit demselben Bauplan den Körper wie die Psyche.[102]

Längles Modell eines dimensional, bzw. fraktal „durchwirkten Bauplans“ bewegt sich weit weg vom (allerdings eben primär empirisch erarbeiteten und nicht phänomenologisch erblickten) breiten wissenschaftlichen Konsens, dass psychosomatische Beschwerdebilder sich gerade dort äußern können, wo die betreffende Person bereits bestehende körperliche Schwachstellen (durch genetische Prädisposition, erworbene oder anderweitige Vorschädigungen) hat, die unter dem Einfluss innerer oder äußerer Faktoren eine Art Einfallstor für entsprechende psychosomatische Auswirkungen bieten können.

Dagegen ist die Deutung von Krankheiten als Ausdruck oder Metapher konkreter psychischer oder existenzieller Konflikte (Bauplan-, bzw. Korrespondenzmodell) aus wissenschaftlicher Sicht u.a. deshalb problematisch, weil sie auf Annahmen beruht, die empirisch nicht hinreichend belegt sind. Die moderne psychosomatische Medizin betrachtet Krankheiten vielmehr als komplexe Prozesse, die auf einer Vielzahl biologischer, genetischer, infektiöser und umweltbedingter Ursachen beruhen, während eine symbolische oder psychologische Interpretation diese Dimensionen vernachlässigt und damit letzten Ende ein reduktionistisches Krankheitsmodell nahelegt: Wenn Krankheiten unvermittelt als „Botschaften der Seele“ oder als symbolische Hinweise auf ungelöste innere Konflikte verstanden (oder „geschaut“) werden, dann werden erstens letztlich rein subjektive Interpretationen als universelle Gesetzmäßigkeiten dargestellt (siehe nachstehende Tabelle weiter unten).

Damit ergibt sich zweitens ein scheinbares Paradoxon: Die Kritik am „rein empirischen“ Ansatz als „blind für das

102 A.a.O.

Wesentliche"[103] vermittelt zwar auf den ersten Blick den Anschein eines nicht-reduktionistischen Ansatzes; doch erweist sich die Alternative rein subjektiven Deutens im Korrespondenzmodell selbst als hochgradig reduktionistisch aufgrund der Reduktion biologischer Erscheinungen auf psychologische Mechanismen: Infektionen, genetische Dispositionen oder Stoffwechselstörungen sind jedoch durch psychologische oder existenzielle Faktoren weder erklärbar – und gewiss nicht fraktal auch in der geistigen oder auch nur psychischen Dimension „durchwirkt" – noch behandelbar, noch lassen sie sich daher darauf auf zudem noch dermaßen unsicherer Erkenntnisgrundlage reduzieren.

Besonders kritisch in diesem Zusammenhang ist drittens – dieser Aspekt wird in Längles Psychosomatik an keiner Stelle thematisiert – auch die potenzielle Individualisierung von vermeintlich psychosomatischen Krankheiten und die damit verbundene implizite Schuldzuweisung an Betroffene: Die Vorstellung, dass Patienten durch ihre Lebensweise, ihr Denken oder ihre bewussten, bzw. unbewussten Konflikte ihre Erkrankung selbst „mitverursacht" haben, kann insbesondere bei ohnedies schon unter Leidensdruck stehenden und verunsicherten Patienten zu internalisierten Schuldgefühlen führen und eine sachgerechte medizinische Behandlung erschweren. Mehr noch: Wenn existenzielle oder psychologische Aspekte viertens auf methodisch zudem fragwürdiger Grundlage überbetont oder gar als Hauptursache von Krankheiten dargestellt werden, führt dies nicht nur zu einer Verzerrung der medizinischen Realität, sondern kann im schlimmsten Fall auch dazu führen, dass notwendige medizinische Interventionen durch vermeintlich tiefere, spirituelle oder psychologische Erklä-

103 Längle, A. (2007). Das Bewegende spüren Phänomenologie in der (existenzanalytischen) Praxis. *Existenzanalyse*, 24/2/2007, 17ff.

rungen oder Therapieversuche ersetzt oder verzögert werden.

Zwar entwickelt Längle seine Psychosomatik auf Grundlage eines interessanten und ausführlichen theoretischen Unterbaus, der unter anderem auf die Vorarbeiten einiger Vordenker der Psychosomatik (vor allem Freud, Marty, de M'Uzan, Uexküll und Wesiak, v. Weizsäcker, Wirsching) zurückgreift; wenn es jedoch um die von ihm vorgeschlagene konkrete Zuordnung psychischer Faktoren zu spezifischen Krankheitsbildern geht, steht wieder nurmehr seine eigene Phänomenologie (bzw. seine „phänomenologische Schau") als Quelle zur Verfügung: Die überwiegende Mehrheit der Referenzen dieser konkreten Umsetzung seiner psychosomatischen Korrespondenzlehre verweisen mit anderen Worten immer nur auf Längles Eindrücke selbst zurück.

So vermutet Längle, dass zum Beispiel Lungenfunktionsstörungen psychosomatisch „etwas mit Raum und Halt zu tun haben"[104], wobei innerhalb dieses Modells selbst noch diese Zuschreibungen auf größtmögliche Art symbolisch gelesen werden können: „Raum" etwa kann in diesem Zusammeng den „physischen Raum" meinen, oder eben auch „psychischen Raum" – oder auch einen „religiösen Raum"[105]. Allerdings findet sich wiederum kein Hinweis darauf, wie diese Zusammenhänge begründet werden. Dennoch sind sämtliche dieser Korrespondenzen im Indikativ („es ist so") verfasst; in der gesamten Hauptsystematik Längles zur Psychosomatik findet sich tatsächlich kaum ein Konjunktiv, kaum nur ein einziges abschwächendes „womöglich" oder „vielleicht" oder auch etwa ein Erfahrungsverweis wie „in einigen Fällen hat sich gzeigt, dass ...".

---

104 Längle, A. (2009). Das eingefleischte Selbst. In: *Existenzanalyse*, *26* (2), 15ff.

105 A.a.O.

Vielmehr soll gelten: Herz-Kreislauferkrankungen sind nach Längle mit den Themen „Bewegung, Leben, Nähe“ assoziiert – und mit Beziehungsproblemen („Herzschmerz“)[106]. Störungen des Magen-Darmtrakts will Längle hingegen mit Hilfe der Themen „Abgrenzung, Intimität und Aneignung“ erklären, weil ja während der Verdauung „Fremdes aufgelöst und angeeignet wird“[107], usw.:

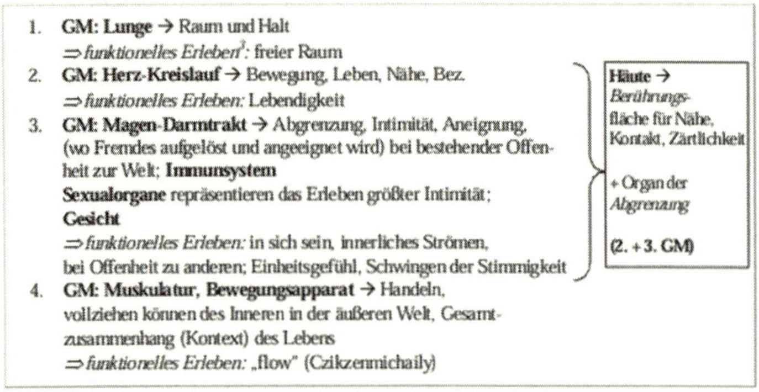


(Psychosomatische Systematik nach Längle; aus: Längle 2009)[108]

Dabei fällt auch auf: Es sind die psychosomatischen Krankheitsbilder, die einem Ungleichgewicht in den genannten Lebensbereichen zugeschrieben werden, bei Längle zugleich erstens ausgesprochen konkret, zweitens aber auch hochgradig selektiv. So nennt Längle in seiner Aufzählung psychosomatischer Störungsbilder Asthma bronchiale, essentielle Hypertonie, die Neurodermitis, und das Gesamt der „Darmstörungen“. Nur mit Blick auf die Einordnung der rheumatischen Arthritis fragt Längle sich und den Leser, ob „die rheumatoide Arthritis überhaupt eine psychosomatische Krankheit [sei]“ – um aber gleich die (dann allerdings

106 A.a.O.
107 A.a.O.
108 A.a.O.

unbeantwortete) Frage nachzureichen: „Wie hoch ist der psychische Anteil"?

Einzig die Thyreotoxikose (Schilddrüsenfunktionsstörung) wird in diesem Zusammenhang explizit als nicht „wirkliche psychosomatische Krankheit" eingeordnet; eine Begründung oder Quelle dafür wird jedoch auch hier nicht angegeben.

Aber auch in Bezug auf die konkreten psychosomatischen Erklärungen zeigt sich ein eigentümliches Verhältnis zwischen der Spezifität des somatischen Krankheitsbildes und des breiten Spektrums an laut Längle krankheitsbedingenden psychologischen Faktoren. Beispielsweise ist Asthma bronchiale nach Längle zurückzuführen auf eine ganze Reihe zugleich (im Übrigen auch phänomenologisch, was wiederum die von Längle in den Raum gestellte Fraktalbeziehung wenig plausibel erscheinen lässt) höchst unterschiedlicher psychischer „Ursachen":

> Beziehungsprobleme, Einstellungen [sic!], religiöse Konzepte, nicht bearbeitete Verluste oder Verletzungen, die zur Bearbeitung drängen, anstehende Probleme, die gelöst werden sollen, Selbstbild des ständigen Aufschiebens, usw.[109]

Angesichts der Tatsache aber, dass vermutlich die meisten Menschen früher oder später einmal Beziehungsprobleme, bzw. anstehende Probleme haben, die – wie eigentlich jedes Problem – auch gelöst werden wollen, steht die naheliegende Frage im Raum, warum Asthma bronchiale nicht viel verbreiteter ist. Sie bleibt unbeantwortet; es ist nicht die einzige. Tatsächlich ist Längles Psychosomatik wie bereits erwähnt an nicht einer Textstelle zu entnehmen, wie diese konkreten Deutungen zustandekommen – es bleibt auch hier wieder nur der Verweis auf die Fähigkeit einer beson-

109 A.a.O.

deren Wahrnehmung verborgener innerer Zusammenhänge zwischen den genannten Lebensthemen und psychosomatischen Störungsbildern:

> Es bedarf der phänomenologischen Schau, um den Zusammenhang von so unterschiedlichen Ursachen zu sehen.[110]

Und das ist es; empirische oder klinische Evidenz für diese konkreten Zuordnungen aus dem ja umfangreich beforschten Gebiet der Nicht-GLE-Psychosomatik wird keine angeführt – das wäre allerdings auch schwer, insofern die moderne wissenschaftliche Psychosomatik derartige Korrespondenzmuster längst ins Reich der überinterpretierenden Legenden verwiesen hat – aus dem einfachen Grund, dass sie sich Studie um Studie nicht bewähren.[111]

Aus Sicht der klassischen Logotherapie und Existenzanalyse gilt zudem, dass Schematisierungen, denen zufolge man bloß auf einer Tabelle (s.o.) nachzusehen braucht, um die „eigentliche" von Längle unter besonderem Erkenntnisanspruch entdeckte psychologische Ursache wirklicher oder vermeintlicher psychosomatischer Beschwerden zu kennen, hochgradig problematisch sind, insofern sie wiederum das Geistige, Individuelle nicht sehen: Schematisierung menschlicher Phänomene heisst notgedrungen auch Entindividualisierung des Einzelnen.

Damit schließt sich an dieser Stelle auch wieder der Kreis zur eingangs dieses Kapitels aufgeworfenen Frage nach der therapeutischen Relevanz von Menschen- und Weltbildern: Die zentrale Problematik der existenzanalyti-

---

110 A.a.O.

111 Herzog, W., Nikendei, C., Friederich, H.C., Löwe, B., Jünger, J., Eich, W., & Zipfel, S. (2003). Internistische Psychosomatik. *Psychotherapeut*, *48*(5), 348–356; Küchenhoff, J. (1994). Spezifitätsmodelle in der Psychosomatischen Medizin: Rückblick auf eine alte Kontroverse. *Zeitschrift für Psychosomatische Medizin und Psychoanalyse*, 236–248.

schen Psychosomatik entfaltet sich aus Sicht der klassischen Logotherapie und Existenzanalyse jenseits ihres fraglichen wissenschaftlichen Werts zudem vor allem dort, wo solche „intuitiven“ (oder „phänomenologisch geschauten“) Korrespondenzen, Mutmaßungen und Generalisierungen in der angewandten Therapie zugleich mit einem hohen Suggestionsfaktor (wiederum unter einem vertikalen Autoritätsgefälle) vermengt werden.

Damit komme ich zum letzten und zugleich wohl sensibelsten Punkt meiner Diskussion: Wie schlägt sich das hier beschriebene vertikale Autoritätsgefälle – in Abgrenzung nicht zuletzt zum radikalen Freiheits- und Autonomieverständnis der klassischen Logotherapie und Existenzanalyse – therapeutisch nieder? Was bedeutet es für den Umgang mit Hilfesuchenden?

### 5.3 „Sie spüren: ‚Das trifft das genau, was ich in mir unterdrückt hatte‘.“

In seinem zentralen Artikel zur existenzanalytischen Theorie und Therapie psychosomatischer Störungsbilder zitiert Längle ausgiebig aus einem Fallbeispiel einer Therapie, die sich (mit Unterbrechungen) über einen Zeitraum von mehreren Jahre hingezogen hat. Dieses Fallbeispiel zeigt zugleich eindrücklich, dass und inwiefern die asymmetrische Verteilung von Deutungsmacht nicht allein auf die Erkenntnis-, Lehr- und Selbsterfahrungssituation der GLE beschränkt bleibt; sie prägt offenbar auch maßgeblich das therapeutische Setting und Handeln der Existenzanalyse nach Längle.

Zugleich präsentiert Längle das „bewegende“[112] Fallbeispiel, um am Modell zu illustrieren, wie die Umsetzung seiner spezifischen Form der Therapie bei mutmaßlich psychosomatischen Erkrankten aussehen soll: In diesem Fall bei rezidivierenden schweren Migräneanfällen, Schlafstörungen, diversen Ängsten und Depressionen und Vergesslichkeitsangst bei gleichzeitig hochproblematischer Beziehung zur (seit Therapiebeginn verstorbenen) Mutter und anderen Autoritätspersonen wie dem Arbeitgeber.

Die Patientin berichtet, dass sie nach den vor zwei Jahren beim selben Therapeuten absolvierten Therapiesitzungen nun wieder unter extremen Kopfschmerzen leide. Seit dem Tod der Mutter hat sich ihre Lebensproblematik zudem vor allem auf ihren Arbeitsplatz verlagert – ihr Chef schlägt ihr angesichts ihrer zahlreichen Krankenstände eine Frühpensionierung vor, was sie wiederum als „Scheitern“ deutet: „Ich würde mir unnütz vorkommen.“[113] Generell berichtet die Patientin, sehr pflichtbewusst zu sein, sich unter Druck zu setzen, bzw. vor allem sozialen Erwartungsdruck wahrzunehmen – einen „Zwang zur Anpassung“; ausserdem kann sie „nicht Nein sagen“. Dieses Thema kommt auch in der folgenden Sitzung noch einmal in Bezug auf ihre Mutter auf – die Patientin berichtet rückblickend, dass sie oftmals nach den Besuchen bei ihrer Mutter im Altersheim unter Kopfschmerzen litt. Sie habe sie aus reinem Pflichtgefühl besucht („es war meine Aufgabe, sie nicht allein zu lassen“), dabei aber gleichzeitig großen Widerwillen empfunden. Darauf entspannt sich folgende Dialogszene zwischen Patientin und Therapeut:

---

112 Längle, A. (2009). Das eingefleischte Selbst. In: *Existenzanalyse*, 26 (2), 15ff.

113 A.a.O.

Th: „Wissen Sie, wann sich Kopfschmerz einstellt? – Wenn sich Kopf und Gefühl querstellen. Vom Gefühl her wollten Sie nicht zu ihrer Mutter, aber vom Kopf her sind Sie gegangen. Sie haben nie gelernt, Ihre Pflicht und Aufgabe für sich selbst wahrzunehmen, sondern nur für andere."

Pat: „Das habe ich noch nie bedacht."[114]

An dieser Stelle erklärt der Therapeut der Patientin ohne Umschweife, woher ihre Symptome kommen. Der Therapeut fragt zwar die Patientin, ob sie denn wisse, wann sich Kopfschmerzen einstellen, wartet aber ihre Antwort gar nicht erst ab. Stattdessen reicht er ihr – man beachte wiederum die Abwesenheit jeglichen Konjunktivs oder abschwächender Modaladverbien (wie „womöglich", „vielleicht") – gleich seine eigene Erklärung nach: Ihre Migräneattacken sind Folge eines Konflikts zwischen „Kopf und Gefühl": „Vom Gefühl her wollten Sie nicht zu ihrer Mutter, aber vom Kopf her sind Sie gegangen." Ausserdem habe sie nie gelernt, ihre Pflicht zur Selbstfürsorge wahzunehmen und sich stattdessen von den Ansprüchen anderer dominieren lassen – worauf die Patientin nun ebenso pflichtgemäß antwortet, dass sie das noch nie bedacht habe. Nur bleibt hier und im gesamten abgedruckten weiteren Therapieverlauf die Frage unbeantwortet: Wenn es die durchaus selbstreflexiv wirkende Patientin schon nicht weiß, woher „weiß" es der Therapeut, der die Patientin zuletzt vor zwei Jahren gesehen und gesprochen hat?

Im weiteren Verlauf dieser Sitzung deutet der Therapeut nicht nur die Kopfschmerzen der Patientin; er übernimmt auch die Führung über ihre Eigenwahrnehmung: Er fragt also nicht, ob sie verstehe, was er meint. Vielmehr sagt er ihr, was sie „jetzt versteht" (nämlich seine Deutung) und dass sie „merkt", dass sie es „im Grunde immer schon ge-

---

114 A.a.O.

wusst" habe und jetzt spüre(n solle): „das" (gemeint ist seine Deutung) „trifft genau das", was sie in sich unterdrückt habe, worauf der Patienten – wie gesagt ist eines der Probleme, deretwegen sie psychotherapeutische Unterstützung aufgesucht hat, ein subjektiv empfundenes Unvermögen, Nein zu sagen und für ihre eigenen Interessen und Wahrnehmungen einzustehen – wenig anderes übrig bleibt, als dem Therapeuten zuzustimmen: „Ganz genau! Super!":

> Th: „Jetzt verstehen Sie den Kopfschmerz, die Bedeutung für das Leben, und merken, daß Sie es im Grunde schon immer gewußt haben. Wenn Sie das so hören, müssen Sie richtig auflachen vor Erleichterung; und weil Sie spüren: das trifft das genau, was ich in mir unterdrückt hatte."
>
> Pat: „Ganz genau! Super!"

Anschließend kommt das Gespräch auf das Problem der Pflichterfüllung – die Patientin erlebt wie gesagt den Druck von außen an sie herangetragener Verpflichtungen und Erwartungen als hochgradig belastend. An dieser Stelle fragt der Therapeut daher, was den wäre, wenn sie an sie herangetragenen Erwartungen *nicht* nachkäme. Mit dieser wichtigen (sokratischen) Frage stößt er offenkundig einen entscheidenden Erkenntnisprozess in der Patientin an – nur wird dieser Erkenntnisprozess gerade in dem Moment, als die Patientin beginnt, Worte für ihre Einsicht zu finden („wie soll ich sagen?") vom Therapeuten jäh unterbrochen, der wiederum das Steuer des Gesprächs als erklärende, in diesem Fall sogar prognostische Instanz übernimmt. Er lobt die ohnehin stark nach Anerkennung strebende Patientin („Genau. Wunderbar!") und unterstreicht sogleich wieder seine eigene Deutung der Kopfschmerzen, bzw. deren Ende durch die eben gewonnene Einsicht: „Das ist das Ende vom Kopfschmerz!".

Th: „Und wenn Sie die Pflicht nicht einhielten, was wäre dann?"

Pat: „Dann würden mich die anderen nicht mögen oder vergessen... jedenfalls wäre es was Negatives für mich. – Aber das klingt schon so, als ob es Vergangenheit wäre. Denn wenn ich mich jetzt dafür entscheide, was ich wirklich tun möchte, dann tue ich mir selbst so diesen Liebes- – wie soll ich sagen? – Das ist einfach so schön, daß ich vielleicht auf das Lieb-gehabt-Werden nicht angewiesen bin."

Th: „Genau. Wunderbar. Das ist es. Das ist das Ende vom Kopfschmerz."

Wohlbemerkt bleiben der Patientin in diesem Gesprächsauszug nur wenige Augenblicke des Verweilens und Nachsinnens über die in diesem Fall offenkundig hilfreiche hypothetische Frage („Was wäre wenn ...?"). Gleich darauf reduziert sich die Rolle der Patientin, die ja eigentlich gerade eine wichtige Einsicht gewinnt, wieder darauf, dem Therapeuten angesichts *seiner* Deutungen zu versichern: „Das glaube ich Ihnen":

Pat: „Das glaube ich Ihnen. Ich spür das schon in mir."

Derselbe Erklärgestus des Therapeuten begegnet einem auch in der therapeutischen Hinwendung zur Frage nach der Vergesslichkeit:

Pat: „Ich mache schon auch Dinge, die mir Spaß machen."

Th: „Solange sie der Pflicht nicht in die Quere kommen."

Pat: „Das ist richtig. Sonst steht das hinten an."

Th: „Das ist auch die Ursache ihrer Vergesslichkeit und Schußligkeit, weil Sie den Kopf über das Gefühl setzen. Da rächt sich das Gefühl."

Pat: „Ach so ist das?! Und darum sind auch meine Gedanken manchmal so weg."

Th: „Das ist die einzige Form, wie sich Ihr Gefühl gegen Ihren Kopf wehren kann, indem es manchmal den Kopf leer macht [...]."

Abgesehen von der wissenschaftlich unhaltbaren, hier aber als Tatsache („das ist die Ursache Ihrer Vergesslichkeit!") in den Raum gestellten Idee, Vergesslichkeit sei eine „Rache des Gefühls" dafür, dass die Patientin „den Kopf über das Gefühl" setze („das ist die einzige Form, wie sich Ihr Gefühl geen Ihren Kopf wehren kann"), setzt die Rollenverteilung in diesem Gesprächsauszug die eben beschriebene Asymmetrie fort: Eine Patientin, die sich mit ihren Beschwerden und einem selbst erlebten übermäßigen Pflichtgefühl und Anpassungsstreben an den Therapeuten wendet, tastet sich suchend an ein besseres Verständnis ihrer Situation heran und offenbart dabei neben ihrem physischen Leiden vor allem auch eine grundlegende Verunsicherung in Bezug auf die Interpretation dessen, was mit ihr geschieht. Demgegenüber tritt der Therapeut mit einer unerschütterlichen Gewissheit auf, formuliert seine Diagnose und Deutung mit einer Autorität, die keinen Raum für Zweifel zu lassen scheint („Das ist auch die Ursache Ihrer Vergesslichkeit und Schussligkeit, weil Sie den Kopf über das Gefühl setzen!"), ohne die Möglichkeit alternativer Erklärungen zu erwägen oder eigene Hypothesen in Frage zu stellen (bzw. von der Patienten in Frage stellen zu lassen).

Die hier geschilderte Dynamik ist nun aber gerade angesichts der von der Patientin vorgebrachten Problemstellung – sie „kann nicht Nein sagen", sucht Anerkennung – nicht nur strukturell, sondern auch psychologisch bemerkenswert: Die Patientin wird über weite Strecken in eine Position des passiven Empfangens gedrängt. Ihre anfänglichen Versuche etwa, die ihr vom Therapeuten präsentierten

Deutungen mit ihrer eigenen Perspektive abzugleichen, manifestieren sich in zögerlichen, beinahe schuldbewussten Einwänden („So habe sie das nie gesehen“; „Ach, so ist das?“), die bereits andeuten, dass sie sich der Autorität des Therapeuten nicht wirklich entgegenstellen kann oder will (das ist ja u.a. das von ihr geschilderte Problem), sondern vielmehr darum bemüht ist, die ihr angebotene Erklärung in ihr eigenes Selbstverständnis zu integrieren.

Statt dass die Patientin also ermutigt wird, sich mit ihren Symptomen in einer Weise auseinanderzusetzen, die *ihre eigene Deutungsfähigkeit* stärkt und vor allem ihre subjektive Erfahrung (und Handlungsalternativen) ernst nimmt, wird sie fortwährend mit den Interpretationen des Therapeuten konfrontiert. Die Sicherheit und Direktheit, mit der dieser die „wahren“ Ursachen ihrer körperlichen Beschwerden benennt, räumt ihr zugleich gar nicht erst das Recht auf epistemische Eigenständigkeit ein. Zudem hat der Therapeut bewusst oder unbewusst zu einer gleichermaßen einfachen wie erprobten Strategie gegriffen, als er der Patientin suggerierte: „Sie spüren: das trifft das genau, was ich in mir unterdrückt hatte“ – mit anderen Worten: Würde sie das nicht spüren, müsste sie das entweder als Ausdruck mangelnder Einsicht oder gar eines inneren Widerstands deuten.

In dieser Dynamik zeigt sich somit weniger ein aufklärender oder emanzipatorischer Gestus, sondern vielmehr ein Mechanismus, der letztlich die Subjektposition der Patientin schwächt, anstatt sie in ihrer Selbstwahrnehmung und Eigenverantwortung zu stärken: Wie wahrscheinlich ist es nun in dieser Gemengelage und bei dieser Art der Gesprächsleitung, dass selbst ich-stärkere Patienten in einer derart klar hierarchischen therapeutischen Konstellation die innere Stärke und Eigenständigkeit aufbringen, die eigentlich naheliegendste Frage an ihren Therapeuten zu stellen:

„Woher wollen Sie eigentlich wissen, woher meine Migräneattacken und meine Vergesslichkeit herrühren?"? Diese Patientin aber „glaubt" dem Therapeuten (mehrmals sagt sie wörtlich: „Das glaube ich Ihnen!"). Inwieweit bleibt in einem solchen Setting Raum für die Autonomie und Selbstermächtigung der Patientin (um diese ging es ja in der einzigen tatsächlich von der Patientin selbst geäußerten Erkenntnis)? Wo ist *ihr* Raum und *ihre* Einsicht?

Im nächsten Schritt sorgt der Therapeut dafür, dass die Patientin auch außerhalb des therapeutischen Settings an seinen Deutungen – oder genauer gesagt, an seinem Anspruch auf Deutungshoheit – festhält. Er fordert sie auf, das, was sie „erkannt" habe, nun einzuüben. Dabei hat sie selbst in erster Linie bloß die „Erkenntnisse" des Therapeuten akzeptiert und schließlich übernommen, bzw. geglaubt:

> Th: „Nur kann es sein, daß Sie noch etwas üben müssen, um das durchzusetzen, was Sie jetzt erkannt haben."
>
> Pat: „Das glaube ich auch. Das ist eine neue Sache für mich."

Und wieder antwortet die Patientin: „Ja, das glaube ich auch" – wobei der Therapeut, der zuvor noch feststellte, dass diese Patientin dazu neigt, Autoritätspersonen gegenüber zu nachgiebig zu sein, offenbar nicht sehen will oder kann, dass die Patientin das exakt selbe Verhaltensmuster nun ihm gegenüber an den Tag legt: „Ich glaube Ihnen. Ja, Sie haben recht!".

Statt einer Ermutigung zur eigenständigen weiteren Reflexion und Entwicklung wird die Patientin an dieser Stelle damit weiter in ihrer passiven Rolle gehalten. Ihre Aufgabe besteht nun darin, die Wahrheit des Therapeuten zu verinnerlichen und nach Innen „durchzusetzen" („noch etwas üben, um das durchzusetzen").

Die Patientin erlebt zugleich immer wieder Zweifel:

Pat: „Und es gibt Bereiche, wo ich es nicht kann. Z.B. bei meiner Mutter, oder bei der Arbeit. Die Arbeit hängt mit meiner Mutter zusammen. Wenn ich die Arbeit aufgebe, dann ist das, wie wenn ich meine Mutter aufgebe. Mir kommt das jetzt so gerade zu Bewusstsein."

Th: „Das wäre die Loslösung von dieser vergiftenden Mutter – Sie erinnern sich, dass ich dieses Wort vor zwei Jahren gebraucht habe? Das ist eine toxische Mutter. Das ist schon schlimm, wie sie sich verhalten hat. Und das Gefährliche ist: an solchen Müttern hängt man paradoxerweise besonders. Weil man von ihnen wenigstens ein Bißchen Liebe herauspressen will."

Der Therapeut greift den Zweifel der Patientin auf – erneut aber nicht, um sie zu eigener Auslotung ihrer Handlungsmöglichkeiten zu ermutigen, sondern: um seine Deutungsautorität noch weiter zu untermauern. Er hat ja „bereits vor zwei Jahren" erkannt und gesagt, ihre Mutter sei eine toxische Person. Diese Aussage dient nicht nur der Selbstvergewisserung des Therapeuten, sondern auch als retrospektive Legitimation seiner Diagnosen (nur bleibt dabei unbeachtet, dass die Patientin die Therapie damals entweder abbrach oder diese, selbst wenn sie formell abgeschlossen war, offenbar keinen nachhaltigen Erfolg hatte – schließlich ist sie erneut in Therapie).

Die Patientin – dieses Muster zieht sich durch den gesamten „Dialog" durch – stimmt dem Therapeuten aber auch hier zu; sie dankt ihm für die vielen gute Einsichten (note bene: *seine* Einsichten über *ihr* Leben). Und nun stimmt ihr erstmals auch der Therapeut zu: Ja, „wir" haben viel geklärt; „wir haben den Nagel auf den Kopf getroffen" – wobei die Patientin wie gesagt die meiste Zeit über weniger etwas für sich geklärt hat, als sie vielmehr etwas erklärt bekommen hat:

Th: „Ich habe auch das Gefühl, wir haben den Nagel auf den Kopf getroffen: das Pflichtgefühl verstanden."

Nach dieser Sitzung geht es nach einer dreiwöchigen Pause weiter. Die – abschließende – Sitzung ist im Fallprotokoll mit der Überschrift „Die Befreiung“ versehen.

Die Patientin teilt mit, dass sie – den Erklärungen des Therapeuten folgend – seine Erkenntnisse umzusetzen vorhat: Sie hat sich dazu entschieden, in Frühpension zu gehen, erlebt diese Entscheidung aber ambivalent. Einerseits fühlt sie eine starke Entlastung; andererseits fürchtet sie, dass ihr Umfeld ihre Entscheidung als Flucht kritisieren könnte. Der Therapeut erkundigt sich aber gar nicht mehr nach ihren Zweifeln und der offenkundig noch immer im Erlebnisvordergrund stehenden Sorge um die Frage, wie andere ihre Entscheidung einschätzen – vielmehr „befiehlt“ er ihr:

> Th: „Es ist überhaupt kein Flüchten! Da müssen Sie schon sehr klar sein!“ [...]
>
> Pat: „Dass Sie das auch so sagen, daß ich mit der Arbeit jetzt gut abschließen kann, das ist mir wichtig – daß so eine Sicht auch von außen kommt.“

Der Patientin ist es ihren eigenen Angaben zufolge bis zuletzt wichtig, dass der Therapeut bestätigt – ihr quasi die Erlaubnis gibt –, sich von ihrer Arbeit zu trennen. Doch reflektiert der Therapeut diese Rückmeldung und seine eigene Rolle in dieser Situation nicht. Auch hinterfragt er nicht, ob seine Funktion als neue Autoritätsfigur, die vor dem Hintergrund ihrer phänomenologischen Schau zuerst Deutungen vorgab und nun die darauf basierenden Entscheidungen absegnet, nicht womöglich bis zuletzt eben jene problematische Abhängigkeitsstrukturen reproduziert oder verschärft, deretwegen die Patientin u.a. um psychotherapeutische Hilfe gebeten hat. Stattdessen aber folgt noch ein Order: „Da müssen Sie schon sehr klar sein“, dessen unausgesprochene Weiterführung im Grunde nicht anders lauten kann als: „dass Sie Konsequenzen aus dem ziehen, was ich Ihnen gesagt habe. Sie haben es ja angenommen. Sie glauben es ja und wollten es üben und nach innen durchsetzen!".

Aus Sicht der klassischen Logotherapie und Existenzanalyse stellt sich jedoch die Frage, ob diese Art der Gesprächsführung – ganz abgesehen von der gänzlich unbelegten psychosomatischen Deutung, Migräne und Vergesslichkeit rührten von einem Konflikt zwischen „Gefühl und Kopf" her – tatsächlich die Autonomie und Freiheit der Patientin stärkt: Wurde sie dazu befähigt, Entscheidungen eigenständig und unabhängig von externen Autoritäten (auch des Therapeuten) zu treffen, bzw. die inneren Zweifel, die sich aus der Abhängigkeit von der Rückmeldung und Meinung anderer ergibt, auszuhalten, bzw. daran vorbeizuagieren, wenn sie zugleich etwas eigenständig und wirklich als „gut" und „richtig" erkannt hat?

Die eigentliche „Befreiung" der Patientin schildert Längle aber wie folgt: Der Therapeut entlässt die Patientin mit den Worten, er „glaube", sie sei nun „aus dem Schraubstock der Mutter endlich entlassen":

> Th: „Ich glaube, jetzt sind Sie aus dem Schraubstock der Mutter endlich entlassen. Und so ein Schraubstock kann ordentlich Kopfschmerz machen...!"[115]

Selbst das Urteil also, ob die Patientin ihre Beschwerden, bzw. deren vom Therapeuten vermutete „Ursache" wirklich überwunden hat, bleibt hier noch der phänomenologisch schauenden Autorität des Therapeuten vorbehalten – der Glaube des Therapeuten an die Wirksamkeit seiner eigenen Deutungen und Heilungsgabe wiegt in dieser vertikalen Gesprächssituation anscheinend auch in dieser Frage noch mehr als die Eigenwahrnehmung der Patientin selbst. Sie wird daher auch gar nicht mehr danach gefragt.

---

115 Längle, A. (2009). Das eingefleischte Selbst. In: *Existenzanalyse*, 26 (2), 15ff.

So endet die Fallbeschreibung.

Das methodische Vorgehen in diesem Modellfall wirft viele Fragen auf – aus der Perspektive der Logotherapie und Existenzanalyse nach Viktor Frankl stellt ein solches Gespräch aber insgesamt weder einen Dialog von Person zu Person noch eine „Psychotherapie vom Geistigen her“[116] dar. Eher handelt es sich hierbei um eine massiv bevormundende Therapie, die schon von daher mit dem radikalen Freiheitsverständnis der klassischen Logotherapie und Existenzanalyse unvereinbar ist: Der Therapeut ist es, der die „wahren Ursachen“ der Kopfschmerzen kennt; der Therapeut ist es, der urteilt über die „toxische Mutter“, die sich „schlimm verhalten hat“ und die ja wie „solche Mütter“ im allgemeinen besondere Bindungsgefühle hervorrufe; und der Therapeut gratuliert der Patientin an anderer Stelle dafür, dass er ihr Lachen als Bestätigung seiner Erklärung deuten kann – endlich hat sie die Erklärung des Therapeuten verstanden und sich zu eigen gemacht, jetzt sie muss das nur noch einüben und nach innen „durchsetzen“; und der Therapeut ist es schließlich, der glaubt, dass er seine Patientin als geheilt erklären kann („ich glaube, jetzt sind Sie aus dem Schraubstock der Mutter endlich entlassen“: die „Befreiung“). Die Patientin sagt hingegen, sie habe „das noch nie so gesehen“, gelegentlich fragt sie auch staunend: „Ach, so ist das?“, und stimmt ansonten zu, glaubt (gleich mehrfach betont sie, dass dem Therapeuten „glaubt“) und ist zuletzt erleichtert, dass er ihre Entscheidung auch gutheißt: Das bedeute ihr nämlich „sehr viel“.

Zugleich muss man festhalten, dass Längle dieses vertikale Gespräch als Beispiel für eine gelungene, „bewegende“ existenzanalytische Intervention zitierte. Längle kommentiert sie wie folgt:

---

116 Frankl, V.E. (1997). *Der leidende Mensch. Anthropologische Grundlagen der Psychotherapie*. Bern: Huber, S. 69.

Kommentar: In dieser bewegenden Sitzung entstand im Dialog eine Zusammenschau der Ursachen, die zu diesem stressreichen Leben und in der Folge zu den Mirgäneattacken geführt hatten.[117]

Leider ist im Artikel der Therapeut nicht namentlich genannt; es ist daher auch nicht klar, ob es sich beim Therapeuten um Längle selbst handelt, dessen „bewegende Sitzung" Längle hier präsentiert.

Zugleich muss man diese positive Bewertung Längles natürlich würdigen. Aus Sicht der GLE mag dies tatsächlich eine gelungene psychotherapeutische Hilfestellung gewesen sein – wohl aus diesem Grunde wird sie auch als Modellfall vorgestellt. Es ist diese Einschätzung allerdings im selben Maße, wie dieses Fallbeispiel aus GLE-Perspektive „gelungen" ist, auch deutlicher Ausdruck der Tatsache, dass sich auch Längles angewandter therapeutischer Ansatz kaum noch grundlegender von der klassischen Logotherapie und Existenzanalyse unterscheiden könnte. Da zudem kein Bericht darüber vorliegt, wie es der Patientin nach der „befreienden" letzten Sitzung wirklich ergangen ist, lässt sich auch nicht beurteilen, ob die Therapie für die Patientin hilfreich war oder nicht – eine Bewertung steht uns insofern nicht zu; einzig fällt auf, dass ein zwei Jahre zuvor mit demselben Therapeuten unternommener Therapieversuch offenkundig wenig erfolgreich war, da die Patientin ja mit der exakt selben Problemstellung nun wieder in Therapie ist.

Die eigentliche Frage jedoch ist, ob ein solches therapeutisches Vorgehen für jemanden angemessen wäre, der bewusst nach klassischer Logotherapie und Existenzanalyse suchte, weil er, angeregt durch die Lektüre Frankls, eine entsprechende Hilfestellung wünscht. Die Beantwortung dieser Frage fällt eindeutig aus: Das hier beschriebene Vor-

117 Längle, A. (2009). Das eingefleischte Selbst. In: *Existenzanalyse*, 26 (2), 15ff.

gehen entspricht weder von der Art noch vom Inhalt der Gesprächsführung der klassischen Logotherapie und Existenzanalyse: Es ist suggestiv, teilweise manipulativ (etwa, wenn der Patientin unterstellt wird, sie wisse nun, was sie „unterdrückt"), bevormundend und autoritär. Vor allem aber ist es ohne Freiheit.

Das Vorgehen der klassischen Logotherapie und Existenzanalyse würde sich in diesem Fall aber genau hier ansetzen: am Beginn etwa durch Wechseldiagnostik, die neben den Problemfeldern im Leben der Patientin auch auf ihre Ressourcen, Stärken, Interessen – sprich: auch das Gelungene – hinleuchten würde, um ein vollständigeres und ganzheitlicheres Bild ihrer Person und Situation zu gewinnen und die Therapie auf dieses vollständigere Bild hin zu individualisieren: Gibt es Lebensbereiche, in denen die Patientin eher in der Lage ist, für sich selbst einzustehen? Wo sieht sie ihre individuellen Freiheitsräume; wie kann sie zugleich ihre Fähigkeit zur Selbstdistanzierung stärken (Ich-Stärke) – in diesem Fall gegenüber einer Neigung zur Hörigkeit und einer übermäßigen Anpassung an Autoritätsfiguren (inkl. der des Therapeuten)? Die Therapie würde also nicht allein darauf abzielen, sie in eine passive Empfängerrolle zu drängen: Es ginge etwa unter anderem um eine wiedergewonnene Ich-Stärke, die sich durch die Entdeckung der *eigenen* Freiheit und Verantwortung und einer als sinnvoll erlebten Lebensaufgabe entfaltet – einer Aufgabe, die nicht von außen an sie herangetragen (oder ihren Wert daraus empfängt, dass sie von anderen, inkl. dem Therapeuten, abgesegnet) wird, sondern als die wirklich ihre von ihr erkannt wird. Ebenso würden auch keine fraglichen Deutungen der „wirklichen Ursachen" von Migräne und Vergesslichkeit von außen an sie herangetragen, zumal nicht in dermaßen suggestiver Weise auf zugleich dermaßen fragwürdiger empirischer und klinischer Grundlage. Mit anderen Worten: Die Aufgabe des Therapeuten bestünde in erster Linie darin, die Patientin zu unterstützen und zu begleiten, nicht aber, sie von der Deutung bis zur „Lösung" oder „Befreiung" zu führen. Ziel wäre also nicht, dass der Therapeut die Patientin befreit. Letzteres widerspricht zudem jeglichem Freiheitsgedanken. Ziel wäre vielmehr, dass sie selbst ihre Freiheit und verloren geglaubte Stärke entdeckt (auch gegenüber dem Therapeuten). Jenseits dieser Eckpunkte wäre die Therapie individuell zu gestalten.

Auf der anderen Seite ist das von Längle als exemplarisch beschriebene therapeutische Vorgehen inhaltlich, methodisch und von seiner gesamten Ausrichtung her jedenfalls grundlegend nicht logotherapeutisch und existenzanalytisch – es ist tatsächlich, mit Ausnahme der aus der Methode des sokratischen Dialogs entlehnten Frage, was den wäre, wenn die Patientin nicht jede Pflicht zu erfüllen versuchte, im Grunde „anti-logotherapeutisch", da es abgesehen von der implizit vorausgestzten fragwürdigen Psychosomatiktheorie auch methodisch hochgradig interpretativ, bevormundend, direktiv, deutend, indikativ und suggestiv ist.

Damit schließt sich an dieser Stelle auch der Kreis zur eingangs gestellten Fragestellung, was wir heute zu Frankls Urteil sagen können, bei der GLE-Schule handle es sich unter theoretischen, philosophischen, methodischen, diagnostischen, klinischen und, wie eben besprochen, therapeutischen Gesichtspunkten um nicht weniger als ein Gegenbild – eine Antithese – zur Logotherapie und Existenzanalyse Viktor Frankls.

# 6
# Ein (vorläufiges) Fazit

Es steht ausser Frage, dass durch Längle und die GLE wertvolle, bewahrenswerte und innovative Impulse in die existentielle Psychotherapiebewegung eingeflossen sind. Die begriffliche Nähe und die zugleich bestehenden inhaltlichen und methodischen Widersprüche zwischen Logotherapie und Existenzanalyse in der Tradition Viktor Frankls und jener, die später unter dem Dach der GLE entwickelt wurde, haben jedoch über die Jahre immer wieder zu Missverständnissen geführt. Es entstand nicht selten der Eindruck, als handle es sich um zwei Varianten eines gemeinsamen konzeptuellen Fundaments, die lediglich unterschiedliche Schwerpunkte setzen. Die bisherige (und in Teil II folgende) Analyse legt jedoch nahe, dass diese Unterschiede weit fundamentaler sind – bis hin zu gegensätzlichen Annahmen über das Wesen der menschlichen Existenz, die Rolle der Sinnfrage in der Psychotherapie und das methodische Vorgehen in der therapeutischen Praxis. Die hier unternommene Gegenüberstellung verdeutlicht somit unter anderem, wie sehr sich die beiden Strömungen im Laufe der letzten Jahrzehnte, auch noch nach dem offiziell gewordenen Bruch 1991, auseinanderentwickelt haben – nicht als bloße Varianten desselben Paradigmas, sondern als eigenständige und in wesentlichen Aspekten miteinander inkompatible Schulen.

Diese fundamentalen Differenzen erstrecken sich, wie wir zuletzt gesehen haben, nicht nur auf die Theorie, sondern auch auf die Erkenntnismethode, die Didaktik und die konkrete therapeutische Praxis. Beide Seiten stehen in all diesen Bereichen in direktem und offenem Widerspruch zueinander. Wären da nicht die gelegentlichen begrifflichen Anleihen und einige Jahrzehnte gemeinsamer Ideengeschichte, so wäre angesichts der hier und im Folgenden beschriebenen theoretischen und praktischen Divergenzen vermutlich wenig Anlass und Grundlage für eine solche Auseinandersetzung gegeben.

Denn dass Psychotherapieschulen unterschiedliche Auffassungen und methodische Zugänge vertreten, ist keineswegs ungewöhnlich; eher ist es die Regel. Dafür bräuchte es daher im Grunde keine gegenüberstellende Zusammenschau. Insbesondere bei abweichenden theoretischen Prämissen und Grundlagen kann es somit mitunter eine wenig ergiebige akademische Übung sein, die Unvereinbarkeiten zwischen bestimmten Ansätzen zu analysieren – während sich andere nahtlos ergänzen. Problematisch wird es allerdings, wenn sich zwei so unterschiedliche Schulen unter einem einschlägigen Namen und unter Berufung auf denselben Gründer berufen. Letztlich lässt sich das Problem daher wieder auf den zentralen Punkt zurückführen, der bereits weiter oben thematisiert wurde – jenes Risiko, das Frankl als „Etikettenschwindel“ und Reitinger als „Trugschluss“ bezeichnete.

Das eigentliche Problem liegt demnach also nicht in der grundlegenden Unterschiedlichkeit der beiden Schulen, sondern vielmehr darin, dass sie unter beinahe identischem Namen auftreten und in Außendarstellungen oftmals eine Gleichsetzung oder ein Naheverhältnis andeuten, das inhaltlich und methodisch objektiv nicht gegeben ist.

Dies ist neben der Frage nach wissenschaftlicher Begriffswahrheit und Erkennbarkeit insbesondere auch im Hinblick auf die potenzielle Irreführung von Konsumenten und Patienten problematisch, da die Verwendung nahezu identischer Bezeichnungen suggeriert, dass es sich um inhaltlich zumindest kompatible Ansätze handelt. Letzteres trifft aber, wie die bisherige (und folgende) Diskussion nahelegt, in keiner Weise zu.

# 7
# Nachbemerkungen

Zuletzt halte ich es angesichts der Tatsache, dass alleine schon die Verlagsankündigung dieses Buches seitens einiger Vertreter der GLE wieder zu teils sehr emotionalen Reaktionen führte, noch einmal für angebracht, seine, bzw. meine Intentionen darzulegen: Diese Überlegungen und Beobachtungen sind als ein Diskussionsbeitrag zu verstehen – ausdrücklich, wie mehrfach erwähnt, aus der Perspektive der klassischen Logotherapie und Existenzanalyse. Sie sollen, neben und mit aller Kritik, vor allem als Einladung zum Dialog dienen. Meine Absicht bestand vor allem anfänglich nicht allein in einer kritischen Abgrenzung, sondern vielmehr in der eingangs erwähnten Spurensuche – also dem Bemühen, Frankls Ablehnung der durch die GLE seit den 1990er Jahren schrittweise eingeführten Neuerungen besser nachvollziehen zu können, bzw. auch für andere nachvollziehbar zu machen.

Wie ebenfalls bereits weiter oben erwähnt, handelt es sich dabei um ein Thema, das in der klassischen Logotherapie und Existenzanalyse über lange Zeit weitgehend unbeachtet geblieben ist. Innerhalb dieses Umfelds gibt es kaum explizite Auseinandersetzungen mit der Thematik.

Demgegenüber hat sich in den vergangenen drei Jahrzehnten eine deutlich umfangreichere kritische Reflexion seitens der GLE über die tatsächlichen oder vermeintlichen fachlichen und persönlichen Defizite Viktor Frankls sowie seiner Logotherapie und Existenzanalyse entwickelt. Nur konnte man diesen Äußerungen oft nicht ansehen, ob sie als

Einladung zum kollegialen Dialog gemeint waren (Frankl, bzw. seine Logotherapie seien „gefühlskalt“, „realitätsfern“, „metaphysisch verbrämt“, „zur Teamarbeit unfähig“, „narzisstisch“). Falls sie als solche gedacht waren, mag es bislang ein Versäumnis der klassischen Logotherapie und Existenzanalyse gewesen sein, sie nicht als solche wahrgenommen und beantwortet zu haben.

Nun aber stellt dieser Beitrag den Versuch dar, das Versäumnis nachzuholen, aus der Perspektive der Franklschen Logotherapie mehr über das Verhältnis dieser beiden Schulen zu erarbeiten, die, trotz nahezu identischer Namensgebung, in nahezu sämtlichen ihrer theoretischen Grundlagen, erkenntnistheoretischen und didaktischen Zugängen und praktischen Anwendungen grundlegend divergieren und folglich nicht kompatibel sind.

# Teil II

## Anna Kalender

### 1
### Die Entwicklung der „Logotherapie und Existenzanalyse“: von der sexuellen zur existentiellen Frustration

Die Entwicklung einer Psychotherapieschule kann niemals losgelöst vom historischen Zeitraum ihrer Entstehung betrachtet werden. Denn die vorherrschenden Belastungen, Probleme und Herausforderungen, mit denen Menschen sich an Therapeuten, Psychologen oder Psychiater wenden, sind oftmals geprägt vom gesellschaftlichen und historischen Kontext. Viktor Frankl war davon überzeugt, dass „jede Zeit ihre Neurose hat“[118] und „jede Zeit ihre Psychotherapie braucht“[119]. So wie Volkskrankheiten im Allgemeinen dem Wandel gesellschaftlicher Entwicklungen unterliegen, verändert sich mit diesem Wandel auch die Art der vorherrschenden psychischen Störungen und Leidenszustände. Bei diesen zeigt sich zuletzt nicht nur eine qualitative, sondern auch eine quantitative Veränderung: Psychische

118 Frankl, V.E. (2015). *Das Leiden am sinnlosen Leben.* Freiburg im Breisgau: Kreuz Verlag, S. 9.

119 Ibd.

Erkrankungen zählen zu den häufigsten und kostenintensivsten Volkskrankheiten des 21. Jahrhunderts[120].

Während vielerorts Mediziner zu Beginn des 20. Jahrhunderts noch für die Verbesserung der miserablen hygienischen Bedingungen und die Bekämpfung der weit verbreiteten, darauf zurückzuführenden Tuberkulose kämpften, stehen im 21. Jahrhundert andere Zivilisationserkrankungen, wie Herz- und Gefäßerkrankungen, Diabetes mellitus Typ 2, Bluthochdruck, Adipositas und psychische Erkrankungen im Vordergrund. Man könnte das oben angeführte Zitat Frankls also folgendermaßen verallgemeinern: Jede Zeit hat ihre Zivilisationskrankheiten – und jede Zeit braucht ihre Therapien. Da im 21. Jahrhundert die psychischen Störungen zu den bedeutsamsten Volkskrankheiten zählen, besteht demnach ein hoher Bedarf an Unterstützungsmöglichkeiten für Menschen, die unter psychischen Belastungen leiden.

Obwohl die Entwicklung der Psychotherapie zu Frankls Lebzeiten noch in den Kinderschuhen steckte bzw. gerade erst aus diesen herauswuchs, erkannte er, dass mit dem zeitlichen Wandel auch eine Veränderung der größten gesellschaftlichen Nöte einhergegangen war, wodurch wiederum andere Aufgaben und Ansprüche an das therapeutische Handeln gestellt wurden. Frankl erkannte Freuds Pionierleistung in der Psychotherapieentwicklung allemal an („Die Schöpfung seiner Psychoanalyse war die Geburt der modernen Psychotherapie"[121]), doch die zunehmende Offenbarung der inhaltlichen Differenzen zwischen seinen

---

120 Salize, H.-J., Mantell, P., Woopen, C., & Schwegler, C. (2023). Die volkswirtschaftliche Tragweite psychischer Erkrankungen. In: *Psychische Erkrankungen als gesellschaftliche Aufgabe*. Berlin Heidelberg: Springer Verlag.

121 Frankl, V.E. (2014). *Ärztliche Seelsorge: Grundlagen der Logotherapie und Existenzanalyse*. München: Deutscher Taschenbuch Verlag, S. 322.

Ansichten und der Psychoanalyse (bzw. später der Individualpsychologie) bestätigte ihn in der Formierung seiner eigenen psychotherapeutischen Schule. Denn nach der anfänglichen Begeisterung für die Psychoanalyse und die Individualpsychologie registrierte Frankl, dass schon im 20. Jahrhundert viele Menschen weniger unter einer sexuellen Frustration – wie noch zu Freuds Wirkzeiten – sondern viel mehr unter einer *existenziellen* Frustration litten: an Gefühlen von Sinnlosigkeit, Leere und Orientierungslosigkeit. Doch wie konnte es dazu kommen?

Interessanterweise finden sich bereits in den Schriften zweier prominenter Denker des 19. Jahrhunderts Hinweise hierauf: in den Werken des deutschen Philosophen Friedrich Nietzsches und in jenen Fjodor Dostojewskis, einem der herausragendsten russischen Schriftsteller, der mit seinem psychologischen Scharfblick die Weltliteratur in unverwechselbarer Weise prägte. Sowohl Nietzsche als auch Dostojewski gelten (neben anderen Medizinern, Theologen, Physiologen und Philosophen) als zentrale Wegbereiter für die Anerkennung der Psychologie als eigenständige Wissenschaft ab dem 19. Jahrhundert. Und obwohl rund 2000 Kilometer zwischen Nietzsche und Dostojewski lagen, verbindet sie vor allem eines: Beide sahen mit bemerkenswerter prophetischer Weitsicht unabhängig voneinander zentrale gesellschaftliche Entwicklungen und Katastrophen des 20. Jahrhunderts vorher. Sie warnten früh vor einem verheerenden Nihilismus sowie einer damit einhergehenden Verbreitung totalitärer Ideologien und eines tiefen Sinnlosigkeitsgefühls. Und tatsächlich: Richten wir den Fokus auf das vergangene Jahrhundert, drängen sich unweigerlich Szenarien des Schreckens und der Grausamkeit auf. Der Nationalsozialismus und der Kommunismus forderten Menschenopfer in einem noch nie dagewesenen Ausmaß. Während insbesondere Juden, Menschen mit körperlicher oder intellektueller Beeinträchtigung, Homosexuelle, Geistliche, Roma und Sinti zu den rund 25 Millionen Opfern der systematischen Vernichtung der Nationalsozialisten zählten, war etwa im kommunistischen Regime Kambodschas, das den „wahren, reinen Kommunismus" einführen wollte, schon das Tragen einer Brille Grund genug für eine Hinrichtung. Willkürliche Massenvernichtungen fanden auch durch das „Morden nach Quoten" unter Stalin statt, der ebenso die Verantwortung für den sogenannten Holodomor („Mord durch Hunger") in der Ukraine zwischen 1932 und 1933 trägt. Heute bezeugen rund 100 Millionen Ermordungen, dass der Kommunismus die tödlichste Ideologie der Geschichte ist[122].

---

122 Courtois, S., & Arnsperger, I. (1997). *Das Schwarzbuch des Kommunismus.* Unterdrückung, Verbrechen und Terror. München: Piper.

# 2
# Die Grundpfeiler der Logotherapie: Sinn, Freiheit und Verantwortung

Viktor Frankl, im Jahr 1905 in Wien geboren, erlebte am eigenen Leib und als Psychiater in der Behandlung unzähliger Patienten jene Entwicklungen, vor denen Nietzsche und Dostojewski gewarnt hatten (Nihilismus, Sinnlosigkeitsgefühl, Verbreitung totalitärer Ideologien). Seine Kindheit und Jugend waren geprägt von den Auswirkungen des Ersten Weltkrieges, und das Aufkommen jener totalitären Ideologien, die zum Ausbruch des Zweiten Weltkrieges führen sollten, erlebte er auf schmerzvolle Weise am eigenen Leib. Vier Konzentrationslager in drei Jahren überlebte der jüdische Arzt – um nach seiner Befreiung die tragische Botschaft zu erhalten, dass beinahe seine gesamte Familie – darunter seine Eltern, sein Bruder und seine junge Ehefrau – in den von den Nationalsozialisten errichteten Lagern ums Leben gekommen war.

Nachdem Frankl sich in jungen Jahren intensiv mit der Psychoanalyse Freuds und der Individualpsychologie Adlers auseinandergesetzt hatte, war es sein Bestreben, mit der Logotherapie „den Psychologismus innerhalb der Psychotherapie zu überwinden."[123] Unter dem Psychologismus verstand Frankl eine Form des Nihilismus, die dadurch gekennzeichnet ist, dass spezifisch menschliche Phänomene der geistigen Dimension auf rein psychische Phänomene reduziert werden. Das Bestreben, den Psychologismus zu

---

123 Frankl, V.E. (2014). *Ärztliche Seelsorge: Grundlagen der Logotherapie und Existenzanalyse*. München: Deutscher Taschenbuch Verlag, S. 46.

überwinden, findet Ausdruck im dreidimensionalen Menschenbild der Logotherapie, das neben der körperlichen und der psychischen Dimension die spezifisch humane geistige Dimension umfasst. Im Zentrum der Logotherapie steht die Überzeugung, dass der Mensch sich – aus seiner geistigen Dimension heraus – nach einem sinnerfüllten Leben sehnt. Die Orientierung an Sinn und Werten, bzw. der „Wille zum Sinn", gilt daher als zentrales Motivationskonzept innerhalb der Logotherapie.

Als Psychiater beobachtete Frankl schon im 20. Jahrhundert die weite Verbreitung eines um sich greifenden Sinnlosigkeitsgefühls und einer Orientierungslosigkeit, die er auf das Fehlen von klaren Instinkten und den sukzessiven Wegfall von richtungsweisenden Traditionen zurückführte. Er argumentierte, dass dies nicht nur auf individueller Ebene zu psychischem Leid führen, sondern sich auch auf gesellschaftlicher Ebene auswirken könne:

> Im Gegensatz zum Tier sagen dem Menschen keine Instinkte, was er *muss*; und dem Menschen von heute sagen keine Traditionen mehr, was er *soll*; und oft scheint er nicht mehr zu wissen, was er eigentlich *will*. Nur umso mehr ist er darauf aus, entweder nur das zu wollen, was die anderen tun, oder nur das zu tun, was die anderen wollen. Im ersteren Falle haben wir es mit Konformismus zu tun, im letzteren mit Totalitarismus [...].[124]

Auf die Gefahr der Verbreitung totalitärer Ideologien nahm Frankl dezidiert in seinem Modell der „Pathologie des Zeitgeistes" Bezug, das er im Jahr 1955, d.h. zur Zeit des Kalten Krieges, erstmals publizierte[125]. Wenngleich die darin beschriebenen vier kollektiven Fehlhaltungen keine psychi-

---

124 Frankl, V.E. (2015). *Psychotherapie für den Alltag. Rundfunkvorträge über Seelenheilkunde*. Freiburg im Breisgau: Kreuz Verlag, S. 16.

125 Frankl, V.E. (1955). *Pathologie des Zeitgeistes: Rundfunkvorträge über Seelenheilkunde*. Wien: Deuticke Verlag.

schen Erkrankungen im klinischen Sinn darstellen, können sie mit globalen Krisen und Katastrophen wie beispielsweise kriegerischen Auseinandersetzungen in Verbindung gebracht werden. Dabei haben die vier Fehlhaltungen – die *provisorische Daseinshaltung*, die *fatalistische Lebenseinstellung*, der *Kollektivismus* und der *Fanatismus* – bei aller Unterschiedlichkeit in der jeweiligen Symptomatik zwei gemeinsame Elemente: die Flucht vor der Freiheit und die Scheu vor der eigenen Verantwortung[126]. Auch die Sinn- und Werteorientierung kann bei einer solchen Fehlhaltung in den Hintergrund geraten, wenn etwa im Falle einer *provisorischen Daseinshaltung* die kurzfristige bzw. egozentrische Lustmaximierung primär handlungsleitend wird, weil die Zukunft als so ungewiss oder bedrohlich wahrgenommen wird, dass sich ein mit Anstrengung oder persönlichem Verzicht verbundenes Engagement für ein längerfristiges sinnvolles Ziel nicht zu lohnen scheint. Der *fatalistischen Lebenseinstellung* hingegen liegt ein fehlendes Bewusstsein für das eigene Mitgestaltungspotenzial und die persönlichen Freiräume zugrunde, was psychologisch gesehen zu einer externalen Kontrollüberzeugung führt: Der Mensch fühlt sich nicht als Mitgestalter, sondern als Opfer beispielsweise äußerer Umstände, Schicksals- oder politischer Mächte. Das *kollektivistische Denken* wiederum ist gekennzeichnet durch Verallgemeinerungen und eine undifferenzierte Wahrnehmung anderer Menschen, die das Entstehen von Feindbildern begünstigen, oder durch eine Quasi-Aufgabe der eigenen Identität durch die unreflektierte Übernahme einer gesellschaftlich verbreiteten, akzeptierten Meinung und die vollständige Identifikation mit der eigenen Gruppe. Dies kann in den *Fanatismus* münden, der sich etwa durch Extremismus und das Vorherrschen von Ideologien, Intoleranz

126 Frankl, V.E. (2023). *Sinn, Freiheit und Verantwortung*. Weinheim: Beltz Verlag.

gegenüber anderen Ansichten und ein kompromissloses Durchsetzen der eigenen Ziele ausdrückt[127].

Am Beispiel der kollektiven Fehlhaltungen werden die drei zentralen Aspekte der Logotherapie – Sinn, Freiheit und Verantwortung – deutlich. Und es wird klar, dass die Entwicklung der Logotherapie als „dritte Wiener Schule der Psychotherapie"[128] auch vor dem Hintergrund der gesellschaftlichen Phänomene und Krisen zur Zeit ihrer Entstehung betrachtet werden muss: dem vorherrschenden Psychologismus innerhalb der damaligen Psychotherapie, dem weit verbreiteten Sinnlosigkeitsgefühl, das Frankl als „existentielle Frustration"[129] bezeichnete, und der Gefahr kollektiver Fehlhaltungen, die insbesondere durch einen suboptimalen Umgang mit der eigenen Freiheit und Verantwortung gekennzeichnet sind. Durch die Entwicklung der Logotherapie schuf Frankl eine Psychotherapieschule, die all diese Phänomene berücksichtigt: durch ein umfassendes dreidimensionales Menschenbild (insbesondere die geistige Dimension), ein Motivationskonzept, das die Orientierung an Sinn und Werten ins Zentrum rückt, ein transsubjektives Sinn- und Werteverständnis, das über das subjektive Erleben hinausgeht, und den hohen Stellenwert menschlicher Freiheit und Verantwortung.

---

127 Kalender, A., & Pfeifer, E. (2024). Die Pathologie des Zeitgeistes und ihre kollektiven Fehlhaltungen. *Psychotherapeutenjournal, 23*(4), 385–392; Lukas, E. (1989). *Psychologische Vorsorge. Krisenprävention und Innenweltschutz aus logotherapeutischer Sicht*. Freiburg: Herder Verlag.

128 Soucek, W. (1948). Die Existenzanalyse Frankls, die dritte Richtung der Wiener psychotherapeutischen Schule. *DMW-Deutsche Medizinische Wochenschrift, 73*(45/46), 594–595.

129 Frankl, V.E. (2014). *Ärztliche Seelsorge: Grundlagen der Logotherapie und Existenzanalyse*. München: Deutscher Taschenbuch Verlag, S. 37.

# 3
# Die Existenzanalyse nach Längle: nur noch Spuren der Logotherapie Frankls?

Auch die Veränderungen, die Längle ab den 1980er-Jahren am Konzept der Logotherapie vornahm, können eingebettet in den Kontext ihrer Zeit betrachtet werden. Ein wesentliches Anliegen des im Jahr 1951 geborenen Psychologen und Arztes war es, in der Theorie und Praxis der Logotherapie einen stärkeren Fokus auf das persönliche Erleben bzw. Innenleben zu richten und somit ihre Anwendbarkeit zu verbessern:

> Es ging mir um das Auffüllen der Leerstellen von Frankl, für die Verständlichkeit, die Umsetzung. Ich habe meines dazugestellt, *wie* man damit arbeiten kann. Das Ziel war Frankl aus den denkerischen Höhen auf den Boden zu bringen und praktikabel zu machen. Und es hat sich dabei – ohne es zu erkennen – von Frankls Theoriegebäude entfernt, angeleitet von der Patientenarbeit, also nicht aus theoretischen Erwägungen.[130]

Wie in den folgenden Kapiteln gezeigt werden soll, hatte dieses Bestreben bzw. „Auffüllen von Leerstellen" inhaltlich so gravierende Differenzen zur Folge, dass etwa die Existenzanalytikerin Claudia Reitinger nach einer differenzierten Auseinandersetzung mit der Logotherapie Frankls und der Existenzanalyse Längles zu dem Schluss kommt, dass sich „in der existenzanalytischen Anthropologie und Methodik nur noch rudimentäre Spuren von Frankl finden

---

130 Längle, S. (2021). Wie macht das der Mensch? Die Orientierung am subjektiven Erleben im Werk von Alfried Längle. Ein Beitrag zum 70. Geburtstag. *Existenzanalyse*, *1*(41), S. 47.

lassen."[131] Wie im Vorwort angedeutet, betreffen die inhaltlichen Differenzen alle zentralen Aspekte (insbesondere das Menschenbild, das Motivationskonzept und den Sinnbegriff), und darüber hinaus die methodische Herangehensweise der Logotherapie, was am therapeutischen Umgang mit Leiderfahrungen aufgezeigt wird.

## 3.1 Differenzen in Bezug auf das Menschenbild

Naturgemäß verfolgt jede Psychotherapieschule das Ziel, die Lebensqualität des Patienten zu verbessern – sie unterscheiden sich dabei jedoch zum Teil recht stark in Hinblick auf ihr zugrundeliegendes Menschenbild, was sich auch in der Gestaltung des psychotherapeutischen Prozesses widerspiegelt. Wenn auch oftmals nicht explizit gemacht, beeinflusst dieses Menschenbild maßgeblich, wie der Therapeut „den Menschen" bzw. den Patienten sieht: was ihn antreibt, was ihn gesund hält und was ihn krank macht. Die Psychoanalyse als erste Therapieschule vertrat dabei noch ein sehr deterministisches Menschenbild. In seinem Strukturmodell beschrieb Freud zwei innerpsychische Kräfte, die aus entgegengesetzten Richtungen auf das *Ich* Druck ausüben und jeweils um die Verhaltenssteuerung ringen: einerseits die Impulse und Triebe des *Es*, das als amoralisch und lustorientiert gilt, andererseits die mahnende Stimme des *Über-Ich*, das die tradierten Moralvorstellungen, Normen und Verhaltensregeln beinhaltet[132]. Das *Ich* ist demnach nicht „Herr im

131 Reitinger, C. (2022). *Zur Diversität der psychotherapeutischen Schulen unter besonderer Berücksichtigung der Existenzanalyse.* In: *Handbuch Menschenbilder*. Wiesbaden: Springer, S. 11.

132 Galling-Stiehler, A. (2017). Das Menschenbild der Psychoanalyse nach Sigmund Freud. *Tagtraumhaftes Heldentum: Psychoanalytische Lesarten der Auftragskommunikation*, 33–78.

eigenen Haus"[133], sondern ein Spielball innerpsychischer Kräfte, denen es unterworfen und ausgeliefert ist.

In diesem Punkt gingen Frankls und Freuds Ansichten entschieden auseinander. Frankl bestritt keineswegs, dass der Mensch körperliche und psychische Triebe und Bedürfnisse hat, die das Potential bergen, handlungsleitend zu werden – etwa, wenn jemand einem Stück Schokoladenkuchen nicht widerstehen kann, obwohl der Arzt aufgrund des bedrohlichen Gesundheitszustandes einen Verzicht auf zuckerhaltige Speisen angeordnet hat, oder wenn jemand seinen Partner betrügt, weil er sich gegen die sexuelle Anziehungskraft schlicht nicht zu Wehr setzen konnte – oder zumindest glaubte, gar nicht anders handeln zu können. Denn aus der Perspektive der Logotherapie *kann* der Mensch sich tatsächlich entscheiden, ob er körperlichen oder psychischen Trieben und Bedürfnissen nachgibt oder nicht, ob er sich äußerem Druck fügt oder sich aus einem sinnvollen Grund dagegen entscheidet. Der Freiheitsbegriff der Logotherapie, der wie oben angeführt einen zentralen Aspekt in ihrer Anthropologie darstellt, ist folglich ein positiver: Der Mensch ist *nicht frei von* inneren und äußeren Zuständen und Bedingungen, aber er ist grundsätzlich *frei zu* einer Stellungnahme bzw. einem selbstgewählten Umgang mit diesen. Wenngleich ihn auch gesellschaftliche Konventionen, der gegenwärtige Zeitgeist, momentane Gefühlszustände oder Triebe in die eine oder andere Richtung zu locken versuchen, kann der Mensch sich prinzipiell sowohl von inneren Zuständen als auch von äußeren Umständen ein Stück weit distanzieren und sich für den einen oder anderen Umgang mit diesen entscheiden.

133 Freud, S. (1917). Eine Schwierigkeit der Psychoanalyse. *Imago. Zeitschrift für Anwendung der Psychoanalyse auf die Geisteswissenschaften V.*

Diese Fähigkeit unterscheidet den Menschen auch von höher entwickelten Tieren, die zum Teil ein beachtliches Maß an kognitiven Kapazitäten und emotionalen Empfindungen aufweisen. Der Unterschied zu ihnen ist dabei – aus logotherapeutischer Perspektive – nicht einfach durch ein „Mehr" an Kognition und Emotion zu erklären, sondern durch die spezifisch menschliche geistige Dimension, die den Körper und die Psyche umfasst und zugleich überhöht. Die Logotherapie geht folglich von einem dreidimensionalen Menschenbild mit einer körperlichen, einer psychischen und einer spezifisch menschlichen Dimension aus. Die körperliche Dimension umfasst die Anatomie mitsamt aller physischen Prozesse. Im Gegensatz dazu werden der psychischen Dimension Emotionen, Kognitionen, das angeborene Temperament und die Anlage für bestimmte Charakter- bzw. Persönlichkeitseigenschaften zugeordnet. Für die dritte, spezifisch menschliche Dimension prägte Frankl den Begriff „geistige Dimension"[134], wobei mit „geistig" weder kognitive Prozesse noch etwas Spirituelles gemeint ist, sondern vielmehr *Humanität schlechthin*. Folglich umfasst die geistige Dimension sämtliche spezifisch menschlichen Phänomene, die selbst bei höher entwickelten Säugetieren in dieser Weise nicht vorkommen. Zu diesen Phänomenen zählen etwa das Werteverständnis, ethisches Empfinden, Interessen, das Gewissen, Religiosität, Spiritualität, Liebe, freie Entscheidungsfindungen und die Sehnsucht nach einem sinnerfüllten Leben.

Wie verhält sich nun das Menschenbild der Existenzanalyse nach Längle zu den dargestellten anthropologischen Grundannahmen der Logotherapie nach Frankl? In einer umfassenden Gegenüberstellung der beiden anthropologischen Konzepte kommt Reitinger zu dem markanten und für die weitere Gegenüberstellung wesentlichen Schluss, dass

---

134 Auch „noetische" Dimension (gr. nous = Geist).

> [...] in der existenzanalytischen Anthropologie verschiedene Widersprüchlichkeiten und/oder philosophische Leerstellen sichtbar [werden]; teils verändern sich die Begriffe im Laufe der Ausarbeitung über mehrere Aufsätze. Besonders offensichtlich wird dies am Freiheitsbegriff, aber auch am Personenverständnis bzw. an der Rolle der Dimensionalontologie Frankls.[135]

Diese Widersprüchlichkeit äußert sich etwa darin, dass auf der Website der GLE International/Gesellschaft für Logotherapie und Existenzanalyse ein kompakter Einblick in die Existenzanalyse gegeben wird, wobei betont wird, dass das Menschenbild der Existenzanalyse das „drei-dimensionale Menschenbild nach Frankl vertrete; erweitert um die vier Grunddimensionen der Existenz".[136]

Allerdings äußert Längle etwa in seinem grundlegenden „Lehrbuch zur Existenzanalyse" deutliche Kritik am dreidimensionalen Menschenbild der originären Logotherapie: Dieses würde implizieren, dass der Mensch permanent unter einer inneren Spannung stehe, weil die drei Dimensionen ihn in unterschiedliche Richtungen drängen würden[137]. Frankl würde dem Menschen damit eine „Anlage zur inneren Zerrissenheit" zuschreiben, die keineswegs seinem Naturell entspreche[138]. Darüber hinaus wird an dieser Stelle insbesondere die Rolle der geistigen Dimension in der logotherapeutischen Anthropologie kritisiert: Das logotherapeutische Menschenbild würde den Eindruck erwecken, die geistige Dimension sei die bestimmende, oberste oder wichtigste Dimension und würde somit eine Hierarchie der

135 Reitinger, C. (2018). *Zur Anthropologie von Logotherapie und Existenzanalyse: Viktor Frankl und Alfried Längle im philosophischen Vergleich.* Wiesbaden: Springer, S. 3–4.

136 https://www.existenzanalyse.org/existenzanalyse/existenzanalyse-einblick/

137 Längle, A. (2016). *Lehrbuch zur Existenzanalyse: Grundlagen.* Wien: Facultas.

138 Ibd.

Dimensionen ausdrücken[139]. Diese Unabhängigkeit und (scheinbare) Überlegenheit der geistigen Dimension sollte in der adaptierten, „modernen“ Existenzanalyse überwunden werden.

Bevor auf die Erweiterung des logotherapeutischen Menschenbildes um die vier Grunddimensionen der Existenz eingegangen wird, soll zunächst der Frage nachgegangen werden, ob es sich bei den angeführten Kritikpunkten tatsächlich um Schwächen der logotherapeutischen Anthropologie handelt, die zugunsten eines adäquaten, zeitgemäßen Menschenbildes überwunden werden sollten. Dieser Kritik können mehrere Dinge entgegengesetzt werden. So verliert der Einwand, das dreidimensionale Menschenbild der originären Logotherapie würde eine dem Menschen nicht entsprechende innere Zerrissenheit attestieren, schon dadurch an Gewicht, dass Längle selbst in seinem 2021 erschienenen Buch „Existenzanalyse und Logotherapie“ ein vierdimensionales Menschenbild beschreibt, in dem zusätzlich zur körperlichen, psychischen und geistigen Dimension eine vierte Dimension angeführt wird. Diese vierte Dimension – die Dimension der „Existenz“ – bezieht sich auf die unaufhebbare Verbundenheit und den stetigen Austausch des Menschen mit der Welt[140]. Dies wird im sogenannten „existenzanalytischen Basistheorem“ zum Ausdruck gebracht, das lautet: „Menschsein heißt „in Frage stehen“, Leben ist „Antwort geben.“[141] Bei näherer Betrachtung füllt dieses Basistheorem allerdings keine Leerstelle innerhalb des logotherapeutischen Konzepts auf, weist es doch (wenngleich auf einen entsprechenden Verweis verzichtet

139 Längle, A. (2016). *Lehrbuch zur Existenzanalyse: Grundlagen*. Wien: Facultas.

140 Längle, A. (2021). *Existenzanalyse und Logotherapie*. Stuttgart: Kohlhammer Verlag.

141 Längle, A. (2021). *Existenzanalyse und Logotherapie*. Stuttgart: Kohlhammer Verlag, S. 44–45.

wird) eine bemerkenswerte Parallele zur sogenannten „kopernikanischen Wende“ auf, die Frankl wie folgt beschrieb:

> *Das Leben selbst ist es, das dem Menschen Fragen stellt. Er hat* nicht zu fragen, er ist vielmehr der vom Leben her Befragte, der *dem Leben zu antworten – das Leben zu ver-antworten hat.* Die Antworten aber, die der Mensch gibt, können nur konkrete Antworten auf konkrete „Lebensfragen“ sein. In der Verantwortung des Daseins erfolgt ihre Beantwortung, in der Existenz selbst „vollzieht“ der Mensch das Beantworten ihrer eigenen Fragen.[142]

Dass das Menschenbild der originären Logotherapie nicht als völlig überholt angesehen werden kann, zeigt sich außerdem darin, dass einer der renommiertesten österreichischen Psychiater, Neurowissenschaftler und Psychotherapeuten der Gegenwart, basierend auf seiner langjährigen Praxiserfahrung, es gewissermaßen ins Zentrum seiner Patientenarbeit stellt: Das Menschenbild der Logotherapie weist beachtliche Parallelen zu dem erst kürzlich publizierten Drei-Instanzen-Modell von Bauch, Kopf und Herz des Psychiaters, Neurowissenschaftlers und systemischen Psychotherapeuten Raphael Bonelli auf.[143] Dieses Modell bzw. Menschenbild bestätigt einerseits die grundsätzliche Möglichkeit einer inneren Zerrissenheit, die sich aus dem Vorhandensein unterschiedlicher innerpsychischer Instanzen mit verschiedenen Interessen, Merkmalen und Zuständigkeiten ergeben kann, und betont andererseits die sich daraus ableitende Notwendigkeit einer sinn- und wertorientierten Entscheidungsmitte durch eine der drei Instanzen. Die Begriffe „Bauch“, „Kopf“ und „Herz“ sind dabei nicht

---

142 Frankl, V.E. (2014). *Ärztliche Seelsorge: Grundlagen der Logotherapie und Existenzanalyse.* München: Deutscher Taschenbuch Verlag, S. 107.

143 Bonelli, R. (2022). *Bauchgefühle: Wie sie entstehen. Was sie uns sagen. Wie wir sie nützen.* Wien: edition a.

als organische Entsprechung, sondern lediglich als Metapher zu verstehen. Der „Kopf" ermöglicht in diesem Menschenbild rationale Analysen, langfristige Planungen, kritische Überlegungen und an der Vernunft orientierte Abwägungen. Dadurch widersprechen seine Ansichten oftmals dem „Bauch", der als Heimat unserer (oftmals widersprüchlichen!) Triebe, Impulse, Intuitionen und Gefühle beschrieben wird[144]. Der Bauch orientiert sich am Prinzip von Lustmaximierung und Unlustvermeidung, kennt keine Moral, denkt kurzfristig, ist egozentrisch und irrational. Grundsätzlich kann laut Bonelli[145] sowohl die übermäßige Orientierung an den Gefühlen des Bauches als auch an der Ratio des Kopfes nachteilig für unser Leben sein: Während „Kopfmenschen" oft kalt, berechnend und rational sind, schwer Gefühle zulassen oder sich anderen gegenüber öffnen können und insgesamt wenig geschickt im Sozialkontakt sind, werden „Bauchmenschen" durch die Orientierung an den vielfältigen, oft widersprüchlichen Gefühlen und Emotionen des Bauches in ständig wechselnde Richtungen getrieben. Dies bringt neben einer großen Unruhe noch eine viel fatalere Folge mit sich: Die ständige, unmittelbare Befriedigung wechselnder Triebe und Bedürfnisse steht langfristigen Zielen und dem langfristigen Glück im Weg, macht unfrei und verunmöglicht es, wirklich zu sich selbst zu finden. Das bedeutet freilich nicht, dass es immer ratsam ist, gegen das eigene Bauchgefühl zu handeln, denn die eigene Intuition kann ein sehr guter Ratgeber sein. Doch gerade, weil die im Bauch beheimateten Emotionen oft widersprüchlich, schnell wechselnd und irrational sind, und er stets kurzfristig orientiert ist, ist Vorsicht im Umgang mit seinen Gefühlen und Bedürfnissen geboten. Dafür braucht es eine höhere, umfassende Instanz, die sowohl die Stimme(n) des

144 Ibd.
145 Ibd.

Bauches als auch die des Kopfes wahrnimmt, in Bezug zu den eigenen Werten setzt und dann eine freie Entscheidung trifft:

> Wenn wir dem unreflektierten Bauch das Kommando überlassen, verlieren wir uns in diesen Gefühlen und werden zu Maschinen, bloße Vollstrecker triebgesteuerter Befehle. Wir verlernen nicht nur, rational zu denken und Situationen zu analysieren. Wir geben damit auch das ab, was uns zu Menschen macht: mit dem Herzen zu entscheiden[146].

Setzen wir das Drei-Instanzen-Modell nach Bonelli zum logotherapeutischen Menschenbild in Bezug, finden sich große Überschneidungen – tatsächlich wirkt es wie eine Neuauflage der originären Dimensionalontologie nach Frankl mit moderner, eingänglicher Terminologie. Die Instanz des Kopfes (Kognition; Rationalität) und des Bauches (Emotionen; Lustmaximierung) können als zwei Aspekte der psychischen Dimension innerhalb der logotherapeutischen Dimensionalontologie betrachtet werden, wobei gerade die Emotionalität auch durch Faktoren der körperlichen Dimension (z.B. Hormone) beeinflusst wird. Die Instanz des Herzens ist in Bonellis Menschenbild die Entscheidungsmitte; jene Instanz, die über einen freien Willen verfügt, sich für das Sinnvolle (oder das Sinnwidrige) entscheiden kann, sensibel ist für Sinn und Werte, und sich von der Gewissensstimme leiten lassen kann. Sie entspricht somit der geistigen Dimension des logotherapeutischen Menschenbildes.

Im Gegensatz dazu wird die geistige Dimension in der Existenzanalyse nach Längle nicht mehr als etwas substanti-

---

146 Bonelli, R. (2022). *Bauchgefühle: Wie sie entstehen. Was sie uns sagen. Wie wir sie nützen*. Wien: edition a, S. 20.

ell anderes, sondern vielmehr als ein Emergenzphänomen der psychischen und körperlichen Dimension betrachtet[147]:

> Körper und Psyche sind vom *Odem des Geistigen* „durchweht“ und Körper und Geist sind vom *„Saft“ des Psychischen* „durchtränkt“, so dass sie nicht nebeneinander oder gar abgetrennt von einander bestehen, sondern *gegenseitig durchdrungen* und ineinander verwoben sind. Dabei geht die jeweilige Erscheinungsweise aus der je anderen hervor. Es handelt sich um eine Emergenz. Jede Dimension ruht auf der anderen auf [...].[148]

Die Existenzanalytikerin Claudia Reitinger kommt nach ihrer ausführlichen vergleichenden Darstellung der logotherapeutischen und existenzanalytischen Anthropologie daher zu folgendem Schluss:

> Während Frankl [...] den Geist als Antagonisten versteht, der als das ganz andere nicht aus Materiellem hervorgehen kann, versucht Längle, die drei ontologischen Dimensionen integrativ zu denken. Die geistige Dimension ergäbe sich, so verstanden, aus dem komplexen Zusammenspiel physischer Entitäten. Somit kann Längle auch sagen, dass das Geistige nichts substanziell Neues ist.[149]

Doch wie bereits angemerkt wurde, werden innerhalb der existenzanalytischen Theorie gelegentlich Widersprüchlichkeiten deutlich, die es dem Leser erschweren, klare Positionierungen zu erkennen. So etwa, wenn Längle in dem erst

---

147 Reitinger, C. (2018). *Zur Anthropologie von Logotherapie und Existenzanalyse: Viktor Frankl und Alfried Längle im philosophischen Vergleich.* Wiesbaden: Springer; Batthyány, A., & Lukas, E. (2020). *Logotherapie und Existenzanalyse heute: eine Standortbestimmung*. Innsbruck: Tyrolia.

148 Längle, A. (2009). Das eingefleischte Selbst. *Existenzanalyse, 26*(2), S. 16.

149 Reitinger, C. (2018). *Zur Anthropologie von Logotherapie und Existenzanalyse: Viktor Frankl und Alfried Längle im philosophischen Vergleich*. Wiesbaden: Springer, S. 222.

im Jahr 2021 publizierten Grundlagenwerk „Existenzanalyse und Logotherapie" zum Verhältnis bzw. Zusammenspiel der menschlichen Dimensionen betont, dass

> Die Person („der Nous" oder das „Geistige" in der Terminologie Frankls) [...] sich in ihrem Wesen vom Psychischen und Somatischen [unterscheidet]. Sie ist dem Psychophysikum gegenüber prinzipiell frei.[150]

Da nicht ganz nachvollziehbar ist, welche Sichtweise auf die Dimensionalontologie die Existenzanalyse nun tatsächlich vertritt, soll an dieser Stelle kurz darauf eingegangen werden, warum eine „integrativere" Sichtweise insbesondere der geistigen Dimension, wie oben beschrieben, nicht mit dem logotherapeutischen Konzept in Einklang gebracht, bzw. gerade nicht als dessen Weiterentwicklung betrachtet werden kann. Durch diese veränderte Sichtweise büßt die geistige Dimension nämlich ihren Stellenwert als *die* substantiell andere Dimension ein. Dazu ist anzumerken, dass die geistige Dimension durchaus angewiesen ist auf das *Psychophysikum*[151] – insbesondere auf ein funktionsfähiges Gehirn. In Fällen von Demenz, unter Alkoholeinfluss oder bei kleinen Kindern beispielsweise ist das Gehirn (noch) nicht voll funktionsfähig – und die geistige Dimension daher (noch) nicht in der Lage, ihr Potenzial zu entfalten. Doch wird die geistige Dimension *grundsätzlich* als eine Emergenz der körperlichen und psychischen Dimension betrachtet, verlieren genuin logotherapeutische Konzepte wie die *Trotzmacht des Geistes*[152], der *noo-psychische Anta-*

---

150 Längle, A. (2021). *Existenzanalyse und Logotherapie*. Stuttgart: Kohlhammer Verlag, S. 33.

151 Frankl, V.E. (2014). *Ärztliche Seelsorge: Grundlagen der Logotherapie und Existenzanalyse*. München: Deutscher Taschenbuch Verlag, S. 338.

152 Frankl, V.E. (2014). *Ärztliche Seelsorge: Grundlagen der Logotherapie und Existenzanalyse*. München: Deutscher Taschenbuch Verlag, S. 134.

*gonismus*[153] und das *psychotherapeutische Credo*[154] ihre theoretische Basis, da sie sich direkt aus dem dreidimensionalen Menschenbild ableiten. Auf die Folgen, die eine solch veränderte Sichtweise für die logotherapeutische Anthropologie nach sich zieht, haben Batthyány und Lukas bereits hingewiesen.[155] Dem im logotherapeutischen Menschenbild verankerten *psychophysischen Parallelismus*[156], der das enge Zusammenspiel und die Verflechtung zwischen der körperlichen und der psychischen Dimension beschreibt, würde folglich um eine Art „noo-psychischer Parallelismus" ergänzt – der den in der Logotherapie tatsächlich postulierten noo-psychischen *Antagonismus* ersetzen würde. Was bedeutet es für die praktische Lebensführung, wenn die geistige Dimension nicht als Gegenspieler (Antagonist) insbesondere der psychischen Dimension agieren und von ihrem Vetorecht – der Trotzmacht des Geistes – Gebrauch machen kann? Die gefühlsgeleitete Intuition der psychischen Dimension ermöglicht ohne den Einsatz des kontroversen Denkvermögens das Treffen von Entscheidungen, die zu unseren bisherigen Erfahrungen passen. Das ist oft zwar sehr praktisch, erschwert jedoch Kurswechsel in der Lebensführung: Ein rein von der Intuition geleiteter Krimineller bleibt immer kriminell. Kriminell bleibt er jedoch *nicht*, weil er aufgrund seiner Genetik und Lernerfahrungen gar nicht anders kann, sondern aufgrund seines selbstgewählten

---

153 Frankl, V.E. (2014). *Ärztliche Seelsorge: Grundlagen der Logotherapie und Existenzanalyse*. München: Deutscher Taschenbuch Verlag, S. 134.

154 Frankl, V.E. (2014). *Ärztliche Seelsorge: Grundlagen der Logotherapie und Existenzanalyse*. München: Deutscher Taschenbuch Verlag, S. 338.

155 Batthyány, A., & Lukas, E. (2020). *Logotherapie und Existenzanalyse heute: eine Standortbestimmung*. Innsbruck: Tyrolia.

156 Frankl, V.E. (2014). *Ärztliche Seelsorge: Grundlagen der Logotherapie und Existenzanalyse*. München: Deutscher Taschenbuch Verlag, S. 337.

Umgangs mit dieser Veranlagung, der von der geistigen Dimension ausgeht. Wird die geistige Dimension in die psychische Dimension integriert, verliert das psychotherapeutische Credo der Logotherapie – der unbedingte Glaube an die Fähigkeit, dass der Mensch sich von eigenen körperlichen oder innerpsychischen Vorgängen distanzieren und Stellung zu diesen nehmen kann – an Glaubwürdigkeit. Mit welcher Haltung kann die Logotherapie hilfesuchenden Menschen begegnen, wenn ihrem Menschenbild die Grundlage für den Glauben an diese Fähigkeit entzogen wird? Möglicherweise jene Art von „Hilfe", die in einem unter Psychiatern, Psychologen und Psychotherapeuten bekannten Witz wie folgt beschrieben wird: Ein Journalist bittet einen Therapeuten, in einem Satz zu erklären, was Psychotherapie ist. Darauf antwortet der Therapeut wie aus der Pistole geschossen: „Nach der Psychotherapie machen die Leute dasselbe wie vorher, nur ohne schlechtes Gewissen."

Doch Frankls Anspruch an eine Psychotherapie war weitaus höher. Denn in der Entwicklung der Logotherapie ging es ihm darum, den *gesamten* Menschen mitsamt der körperlichen, psychischen und geistigen Dimension zu erfassen, und seinen existentiellen, genuin humanen Kern nicht mit der psychischen Dimension gleichzusetzen (wie dies der Psychologismus tut). Es ist daher eine wichtige Botschaft der Logotherapie, dass der Mensch Gefühle und Triebe *hat*, aber mit diesen nicht ident ist. Der Mensch *ist* nicht seine oftmals widersprüchlichen, übertriebenen oder irrationalen Impulse und Empfindungen. Schließlich ist es ein wesentliches Merkmal einer reifen Persönlichkeit, sich von den eigenen Empfindungen distanzieren zu können und auf diese entsprechend den eigenen Werten bzw. einem sinnvollen Ziel zu reagieren. Die Bedeutsamkeit der geistigen Dimension im dreidimensionalen Menschenbild der Logotherapie soll nicht zu dem Missverständnis verleiten, dass ständig entgegen den eigenen Gefühlszuständen gehandelt werden sollte. Wie bereits angedeutet, erleichtern die intuitiven Tendenzen des „Bauches" die Alltagsbewältigung enorm[157]. Sie ersparen uns zuweilen das Abwägen von Argumenten, das Einnehmen verschiedener Perspektiven und das bewusste Fällen einer Entscheidung. Weder der „Bauch" noch der „Kopf" sind demnach als „Feind" oder minderwertig zu betrachten[158]. Idealerweise gibt es kein Gegeneinander der drei Dimensionen, sondern die körperliche, psychische und geistige Dimension sind miteinander im Einklang. Mit der eigenen „inneren Zerrissenheit" umgehen zu können, soll daher auch in der Psychotherapie aktiv gefördert werden. Was dabei erreicht werden kann, ist noch weit mehr als ein reifer Umgang mit sich selbst: Denn es ist möglich, die der psychischen Dimension zugehörigen Bauchgefühle zu „kultivieren"[159]. Dies kann gelingen durch die Sensibilisierung der Sinnwahrnehmung, der Bewusstmachung, Ergänzung oder Neuordnung der eigenen Werte, und das kontinuierliche Einüben von Handlungen, die den eigenen Werten entsprechen. Dadurch können Handlungen, die einem sinnvollen Ziel entsprechen, zunehmend auch als lustvoll empfunden werden, und die innere Zerrissenheit aufgelöst werden[160]: Die psychische Dimension (Kognition, Emotion) und die geistige Dimension blicken dadurch mehr und mehr in dieselbe Richtung; über den eigenen Bauchnabel hinaus sind sie – sich selbst transzendierend – auf Sinn und Werte ausgerichtet.

Während also im Menschenbild der Logotherapie die körperliche und die psychische Dimension eng verflochten sind und ihr Zusammenspiel (zumindest kurzfristig) kaum

---

157 Bonelli, R. (2022). *Bauchgefühle: Wie sie entstehen. Was sie uns sagen. Wie wir sie nützen*. Wien: edition a.

158 Ibd.

159 Ibd.

160 Ibd.

durchbrochen werden kann (*psychophysischer Parallelismus*), ermöglicht es die geistige Dimension, ein kleines Stück von körperlichen oder psychischen Zuständen abzurücken und sich somit ein wenig von sich selbst zu distanzieren (*noo-psychischer Antagonismus*). Diese Möglichkeit räumt auch Längle grundsätzlich ein, wenngleich er den noo-psychischen Antagonismus nicht als grundlegendes Merkmal des Menschenbildes betrachtet:

> Es ist in dieser Sicht des Menschen durchaus möglich, neben der Einheit der Dimensionen auch einen *Antagonismus* zu beschreiben, aber er bleibt nur ein Teilaspekt in dieser Anthropologie. Würde er als prinzipielles Charakteristikum der Dimensionen dargestellt, entstünde ein falsches, weil einseitiges Bild des Menschen.[161]

Dass die Logotherapie den noo-psychischen Antagonismus als ein anthropologisches Wesensmerkmal betrachtet, bedeutet jedoch keinesfalls, dass die geistige Dimension *grundsätzlich* als Antagonist der psychischen bzw. körperlichen Dimension agiert. Die Trotzmacht des Geistes ist vielmehr ein Potenzial, von dem der Mensch Gebrauch machen *kann* – er kann und muss dies jedoch (glücklicherweise) nicht ständig. Der noo-psychische Antagonismus ist daher nicht faktisch, sondern fakultativ[162]: Es ist ein Potenzial der geistigen Dimension, das dem Menschen – sofern die oben genannten Voraussetzungen gegeben sind – zur Verfügung steht, und ihm durch die Distanzierung von inneren Zu- oder äußeren Umständen einen sinnvollen Umgang mit diesen erleichtert. Dieser Vorgang ist vergleichbar mit dem Betrachten eines Gemäldes: Erst wenn man einen

---

161 Längle, A. (2009). Das eingefleischte Selbst. *Existenzanalyse, 26*(2), S. 17.

162 Frankl, V.E. (2014). *Ärztliche Seelsorge: Grundlagen der Logotherapie und Existenzanalyse*. München: Deutscher Taschenbuch Verlag, 337.

Schritt zurücktritt, ist man in der Lage, nicht nur einzelne Punkte und Pinselstriche, sondern das Bild in seiner Gesamtheit zu erfassen. Ähnlich gewinnt auch der Mensch erst durch die Selbstdistanzierung einen umfassenderen, objektiveren Blick auf sich selbst. Die Fähigkeit zur Selbstdistanzierung spielt in der Logotherapie eine wichtige Rolle. Denn aus der Distanz sieht man vieles klarer und kann sich für einen bewussten Umgang mit emotionalen Zuständen oder kognitiven Vorgängen entscheiden. Wer sich bewusst ein wenig von dem sich fortwährend verändernden Gemälde der eigenen Gefühle und Gedanken distanzieren kann, kann zudem eine Vision davon entwickeln, wie das Gemälde einmal aussehen soll - und entsprechende Pinselstriche setzen. Aus der Distanz heraus kann der Mensch eine freie Entscheidung über den Umgang mit inneren und äußeren Faktoren treffen, und, wenn nötig, auch dem eigenen innerpsychischen Geschehen entgegenwirken. Diese innere Freiheit hat der Mensch, sofern er bei klarem Bewusstsein, neurologischer Reife und hirnorganischer Gesundheit ist, bis zuletzt.

## 3.2 Differenzen in Bezug auf das Motivationskonzept

Wie oben angeführt, wurde das logotherapeutische Menschenbild in der Existenzanalyse durch die Hinzunahme von vier Grunddimensionen erweitert. Die Grunddimensionen werden in der existenzanalytischen Literatur auch als Grund*motivationen* bezeichnet, womit sie vom Menschenbild zum Motivationskonzept überleiten. Konsequenterweise geht die Existenzanalyse von einem erweiterten Motivationskonzept aus, in welchem dem „Willen zum Sinn", der ja im Zentrum der originären Logotherapie steht, drei weitere Grundmotivationen vorausgehen. Jeder Grundmotivation wird eine Grundfrage zugeordnet, für deren positive

Beantwortung bestimmte Voraussetzungen erfüllt sein müssen. Gemeinsam bilden die vier Grundmotivationen das sogenannte *Strukturmodell* der Existenzanalyse[163].

Die erste Grundmotivation steht für den *Weltbezug* des Menschen. Sie bezieht sich auf die Motivation zum physischen Überleben und die Grundfrage „Ich bin – *kann* ich sein?". Damit diese erste Grundfrage positiv beantwortet werden kann, bedarf es ausreichend *Schutz*, *Raum* und *Halt*. Die zweite Grundmotivation bezieht sich auf den *Lebensbezug* des Menschen und die Frage „Ich lebe – *mag* ich leben?". Das Vorhandensein von *Beziehungen, Zeit* und *Nähe* ist die Bedingung, um diese zweite Grundfrage bejahen zu können. Die dritte Grundmotivation verweist auf den *Selbstbezug* des Menschen, und gelangt durch die Grundfrage „Ich bin ich – *darf* ich so sein?" zum Ausdruck. Hierfür werden drei Voraussetzungen genannt: *Beachtung, Gerechtigkeit* und *Wertschätzung*. Die vierte Grundmotivation schließlich knüpft an den *Sinnbezug* des Menschen an. Die Grundfrage dieser Grundmotivation lautet: „Ich bin in dieser Welt – aber wozu *soll* ich da sein?". Als Bedingungen für eine sinnerfüllte Existenz werden ein *Tätigkeitsfeld*, die Eingebundenheit in einen *positiven Kontext* und ein *Wert in der Zukunft* angeführt[164].

Die Sehnsucht nach Sinn im Leben bildet somit die letzte Stufe eines vier Grundmotivationen umfassenden hierarchischen Konzepts. Dabei ist aus logotherapeutischer Perspektive selbstverständlich nichts gegen die Bemerkung einzuwenden, dass etwa der Wille zu physischem Überleben einen zentralen Motivationsfaktor darstellt. Wie Batthyány

---

163 Längle, A. (2021). *Existenzanalyse und Logotherapie*. Stuttgart: Kohlhammer Verlag.

164 Längle, A. (2016). *Lehrbuch zur Existenzanalyse: Grundlagen*. Wien: Facultas.

und Lukas[165] bereits verdeutlicht haben, wird ein solches Motivationsmoment von der Logotherapie – wie auch von anderen modernen Motivationstheorien – im Sinne einer selbstverständlichen impliziten Annahme schlicht vorausgesetzt. So geht beispielsweise eine der führenden Motivationstheorien innerhalb der Psychologie, die sogenannte Self-determination theory (SDT), zu Deutsch „Selbstbestimmungstheorie", von drei universalen Grundbedürfnissen aus, deren Erfüllung für die Entstehung und Aufrechterhaltung intrinsischer Motivation bedeutsam sind: dem Bedürfnis nach Autonomie, Kompetenz und Verbundenheit. Das Grundbedürfnis nach *Autonomie* bezieht sich auf die Freiheit, selbst Entscheidungen treffen zu können. Das Gefühl von *Kompetenz* stellt sich ein, wenn man den Eindruck hat, mithilfe der eigenen Fähigkeiten konkrete Herausforderungen bewältigen zu können. *Verbundenheit* erlebt der Mensch sowohl durch die Bedeutung, die andere für ihn haben als auch durch die Bedeutung, die er selbst für andere hat. Das Bedürfnis nach physischem Überleben wird in der Selbstbestimmungstheorie nicht explizit als universales Grundbedürfnis genannt, wenngleich es im Sinne eines universalen Selbsterhaltungstriebes von den Autoren sicherlich nicht negiert werden würde.

Innerhalb der psychologischen Motivationstheorien weist das Strukturmodell der Existenzanalyse gewisse Parallelen zur Bedürfnispyramide nach Abraham Maslow auf, der ein hierarchisches Motivationsmodell mit fünf Bedürfnisklassen beschrieb[166]. Dieses beinhaltet zunächst vier sogenannte Defizitmotive: *physiologische Grundbedürfnisse* wie Hunger, Schlaf und Durst; *Sicherheitsbedürfnisse* wie

---

165 Batthyány, A., & Lukas, E. (2020). *Logotherapie und Existenzanalyse heute: eine Standortbestimmung*. Innsbruck: Tyrolia.

166 Maslow, A.H. (1954). *Motivation and Personality*. New York: Harpers.

Schutz und Geborgenheit; *soziale Bedürfnisse* wie Liebe, Zugehörigkeit und Akzeptanz; und *Bedürfnisse nach Wertschätzung* wie Selbstachtung, Bestätigung und Beachtung. Auf die vier Defizitmotive folgt in diesem Modell ein sogenanntes Wachstumsbedürfnis, nämlich die *Selbstverwirklichung*, die sich auf das Bedürfnis nach persönlichem Wachstum und dem Entfalten eigener Möglichkeiten bezieht (später revidierte Maslow sein ursprüngliches Modell und betonte, dass der von der Logotherapie als zentral erachtete *Wille zum Sinn* das eigentliche Hauptanliegen des Menschen sei: „I agree entirely with Frankl that man's primary concern is his will to meaning"[167]). Für eine Rangfolge der fünf von Maslow ursprünglich postulierten Bedürfnisse gibt es zwar nur wenig empirische Unterstützung[168], allerdings ging auch Maslow selbst nicht davon aus, dass ein Bedürfnis tatsächlich vollständig gestillt sein muss, um sich dem nächsthöheren Motiv zuwenden zu können[169], und räumte später ein, dass es sich bei der postulierten Rangordnung nicht um eine starre Reihenfolge handle, die gleichermaßen für alle Menschen in allen Situationen gelte[170].

Parallelen finden sich außerdem zur sogenannten ERG-Theorie nach Alderfer[171], einer weiteren psychologischen

---

167 Maslow, A.H. (1966). Comments on Dr. Frankl's paper. *Journal of Humanistic Psychology*, *6*(2), 107–112.

168 Rojas, M., Méndez, A., & Watkins-Fassler, K. (2023). The hierarchy of needs empirical examination of Maslow's theory and lessons for development. *World Development*, 165, 106185; Weinert, A.B. (2004). *Organisationspsychologie: Ein Lehrbuch*. Weinheim: Psychologie Verlags Union.

169 Carducci, B.J. (2020). Maslow's hierarchy of needs. *The Wiley encyclopedia of personality and individual differences: Models and theories*, 269–273.

170 Maslow, A.H. (1987). *Motivation and personality*. New York: Harpers.

171 Alderfer, C.P. (1969). An empirical test of a new theory of human needs. *Organizational Behavior and Human Decision Processes*, *4*(2), 142–175.

Motivationstheorie, die drei Kernbedürfnisse unterscheidet: *Existenzbedürfnisse*, die den ersten beiden Defizitmotiven in der Maslow'schen Bedürfnispyramide entsprechen, *Beziehungsbedürfnisse* wie Liebe, Zugehörigkeit, Anerkennung und Macht, sowie *Wachstumsbedürfnisse*, die engen Bezug zum Bedürfnis nach Selbstverwirklichung in Maslows Motivationsmodell aufweisen. Allerdings negierte auch Alderfer eine fixe hierarchische Rangfolge in der Befriedigung der drei Kernbedürfnisse[172]. Im Gegensatz dazu wird mit dem Strukturmodell der Existenzanalyse ein radikaler Kurswechsel eingeschlagen, der mit dem logotherapeutischen Konzept nicht in Einklang zu bringen ist. Denn in Bezug auf das Sinnerleben wird in dieser Theorie sehr wohl eine klare Rangfolge der vier Grundmotivationen postuliert:

> Erstens die Schaffung von Bedingungen, um sein zu können und zu überleben. Zweitens die Schaffung eines Lebensbezugs durch Beziehungen und Werterleben. Drittens die Selbstfindung und Begründung einer Authentizität. Dann erst ist der Mensch frei zu einem erfüllenden Sinnerleben.[173]

> Erst wenn die Voraussetzungen aller Grundmotivationen gegeben sind, kann das Leben als erfüllt und sinnvoll erlebt werden[174].

Zu den Voraussetzungen dieser Grundmotivationen werden, wie oben angeführt, *Schutz, Raum, Halt, Beziehung, Zeit, Nähe, Beachtung, Gerechtigkeit, Wertschätzung, Tätigkeitsfeld, Strukturzusammenhang* und *Ausrichtung auf*

---

172 Ibd.

173 Längle, A. (2016). *Existenzanalyse: Existentielle Zugänge der Psychotherapie*. Wien: Facultas, S. 31.

174 Längle, A. (2016). *Lehrbuch zur Existenzanalyse: Grundlagen*. Wien: Facultas, S. 83.

*einen Wert in der Zukunft* gezählt[175]. Diese Auflistung wirft unmittelbar die Frage auf, wie viele Menschen unter diesen Voraussetzungen überhaupt in der Lage sind, ihr Leben als erfüllt und sinnvoll zu erleben. Da aller Wahrscheinlichkeit nach nur ein verschwindend geringer Anteil der Weltbevölkerung sich über das gleichzeitige Vorhandensein all dieser Voraussetzungen freuen kann, könnte nun nachvollziehbar werden, warum der Sinnerfüllung in der Existenzanalyse nach Längle – im Vergleich zur originären Logotherapie – eine weit untergeordnete Rolle zukommt: Sie ist schlicht an so viele Voraussetzungen gebunden, dass sie oftmals nur schwer realisierbar scheint.

Durch diese veränderte Sichtweise geraten mehrere für die Logotherapie zentrale Positionen ins Wanken. Zunächst betrifft dies die grundlegende Überzeugung, dass der „Wille zum Sinn" bzw. die Ausrichtung des Handelns an Sinn und Werten nicht unbedingt an die vorgeschaltete Befriedigung anderer Bedürfnisse gebunden ist. Das brachte Frankl im Jahr 1983 bei einem Vortrag auf dem 3. Weltkongress für Logotherapie an der Universität Regensburg folgendermaßen zum Ausdruck:

> [...] wer Psychiater und noch dazu Wiener ist und auf sich hält, der beginnt seinen Vortrag mit einem Freud-Zitat – ich beende meinen mit einem: „Man versuche es, eine Anzahl der allerdifferenziertesten Menschen gleichmäßig dem Hungern auszusetzen. Mit der Zunahme des gebieterischen Nahrungsbedürfnisses werden alle individuellen Differenzen sich verwischen und an ihrer Statt die uniformen Äußerungen des einen ungestillten Triebes treten." [...] Soweit Sigmund Freud. Gott sei Dank ist ihm erspart geblieben, ein Konzentrationslager oder ein Kriegsgefangenenlager von innen kennenzulernen. [...] Dort haben sich die „Differenzen" nämlich nicht „verwischt", sondern dort haben sie sich

175 Ibd.

> verschärft: die Menschen haben sich dort differenziert, sie haben sich dort demaskiert, es entlarvten sich dort die Schweinehunde und die Heiligen[176].

Dieses erfahrungsbasierte Argument Frankls wird innerhalb der psychologischen Forschung etwa durch eine großangelegte kulturübergreifende Studie untermauert, welche den Zusammenhang zwischen gesellschaftlichem Wohlstand und dem Ausmaß an Sinnerfüllung untersuchte. Das Ergebnis der Untersuchung, die Menschen aus 132 Nationen mit einbezog, unterstützt Frankls These, dass Sinn in jeder Lebenssituation, auch angesichts leidvoller Umstände, gefunden werden kann – denn auch wenn in wohlhabenden Nationen insgesamt eine höhere Lebenszufriedenheit berichtet wurde, beschrieben Menschen aus ärmeren Ländern eine höhere Sinnerfüllung[177].

Darüber hinaus wird durch das Strukturmodell der vier Grundmotivationen ein wesentlicher Gedanke der Logotherapie ins Gegenteil verkehrt: Während das Strukturmodell postuliert, dass etwa das Erleben von Beachtung und Wertschätzung durch andere (3. Grundmotivation) eine Bedingung für sinn- und werteorientiertes Handeln sei, geht die Logotherapie davon aus, dass die vom eigenen Gewissen geleitete Orientierung an Sinn und Werten den Menschen unabhängiger von der Wertschätzung und der Meinung anderer macht und sogar seine Widerstandsfähigkeit gegen Haltungen wie den Kollektivismus oder Fanatismus stärkt[178]. Aus psychologischer Perspektive vollzieht der Mensch

176 Frankl, V.E. (2005). *Der leidende Mensch. Anthropologische Grundlagen der Psychotherapie.* Bern: Hans Huber, S. 63.

177 Oishi, S. & Diener, E. (2014). Residents of poor nations have a greater sense of meaning in life than residents of wealthy nations. *Psychological science, 25*(2), 422–430.

178 Frankl, V.E. (2016). *Der Wille zum Sinn.* Bern: Hogrefe, S. 25.

dadurch den Schritt von der Selbstimmanenz[179] (dem übermäßigen Kreisen um sich selbst) zur *Selbsttranszendenz*[180] (einer gesunden Selbstvergessenheit durch die Orientierung über die eigene Person hinaus an Sinn und Werten), welche ein wichtiges Merkmal psychologischer Reife darstellt[181]. Der Individualpsychologe Fritz Künkel sprach in diesem Zusammenhang auch von *Sachlichkeit*, die er der Hyperreflexion (*Ichhaftigkeit)* entgegensetzte[182]. Auch von Vertretern anderer Psychotherapieschulen wird betont, dass die Selbstreflexion und die Beschäftigung mit sich selbst, dem subjektiven Empfinden und der eigenen Lebensgeschichte in einem gewissen Ausmaß zwar durchaus wichtig für die Entwicklung und Reifung der eigenen Persönlichkeit sind, ein Übermaß jedoch zu einer problematischen Egozentrierung führen kann. In diesem Kontext wird das „Kreisen um sich selbst" von manchem Psychiater sogar als „die Modeerkrankung unserer Zeit" bezeichnet[183].

Nicht zuletzt steht das postulierte Strukturmodell der Existenzanalyse in Widerspruch zu der grundlegenden Überzeugung der Logotherapie, dass Sinn auch in schwierigen, belastenden oder leidvollen Situationen – die sich möglicherweise gerade durch die fehlende Erfüllung der Bedingungen der ersten drei Grundmotivationen auszeichnen –

179 Bonelli, R. (2022). *Bauchgefühle: Wie sie entstehen. Was sie uns sagen. Wie wir sie nützen*. Wien: edition a, S. 215.

180 Frankl, V.E. (2014). *Ärztliche Seelsorge: Grundlagen der Logotherapie und Existenzanalyse*. München: Deutscher Taschenbuch Verlag, S. 213.

181 Whitehead, R., Bates, G., & Elphinstone, B. (2020). Growing by letting go: Nonattachment and mindfulness as qualities of advanced psychological development. *Journal of Adult Development*, *27*(1), 12–22.

182 Künkel, F. (2000). *Einführung in die Charakterkunde*. Stuttgart: Hirzel.

183 Bonelli, R.M. (2014). *Perfektionismus: Wenn das Soll zum Muss wird*. München: Pattloch.

gefunden werden kann[184]. Die Selbsttranszendenz kann den Umgang mit leidvollen Situationen auf verschiedene Weise positiv beeinflussen[185] und wurde in empirischen Studien unter anderem mit erhöhtem posttraumatischem Wachstum, besserem psychologischem Wohlbefinden und geringeren depressiven Symptomen in Verbindung gebracht[186].

Die abgeschwächte Bedeutung, die dem Willen zum Sinn in der Existenzanalyse Längles zukommt, spiegelt sich nicht zuletzt darin wider, dass diese Psychotherapieschule – wenngleich sie nach wie vor von der sogenannten „Gesellschaft für Logotherapie und Existenzanalyse" (GLE) repräsentiert wird – in ihrem offiziellen Namen lediglich den zweiten Teil dieses Begriffspaares beibehalten hat: „Existenzanalyse". Den Begriff „Logotherapie" verwendet die Existenzanalyse nach Längle zwar auch noch, allerdings kommt ihm eine andere Bedeutung zu: Wenn der Begriff *Logotherapie* ursprünglich die Sinnzentriertheit der Dritten Wiener Schule der Psychotherapie zum Ausdruck bringen sollte (vom griechischen Wort „logos", das u.a. mit „Sinn" übersetzt werden kann), verweist er in der Existenzanalyse

---

184 Frankl, V.E. (2014). *Ärztliche Seelsorge: Grundlagen der Logotherapie und Existenzanalyse*. München: Deutscher Taschenbuch Verlag, S. 157.

185 Ge, B.H., & Yang, F. (2023). Transcending the self to transcend suffering. *Frontiers in Psychology*, *14*, 1113965.

186 Bojanowska, A., & Kaczmarek, Ł.D. (2022). How healthy and unhealthy values predict hedonic and eudaimonic well-being: Dissecting value-related beliefs and behaviours. *Journal of happiness studies*, *23*(1), 211–231; Monroy, M., & Keltner, D. (2023). Awe as a pathway to mental and physical health. *Perspectives on psychological science*, *18*(2), 309–320; Xie, J.Q., Zhang, H., Zhang, X., Yin, M.Z., Yang, J., Chen, K., Xiong, J.R. & Chen, Y.Q. (2022). The mediating role of personal values between COVID-19–related posttraumatic growth and life satisfaction among Chinese college students: A two-wave longitudinal study. *Frontiers in Psychology*, *13*, 926375.

nach Längle nur noch auf eine Form sinnzentrierter Beratung von psychisch stabilen und gesunden Menschen.

Dabei ist gegen den Standpunkt, die Sinnsuche nicht als alleinigen Ansatzpunkt *jeder* Psychotherapie zu betrachten, auch aus logotherapeutischer Perspektive nichts einzuwenden: Sie vertritt ihn nämlich selber gar nicht. Sinnsuche wird auch von der Logotherapie nicht als Patentrezept für jedes Problem betrachtet. Es gehört nämlich wesentlich zur psychotherapeutischen Profession und Kunst dazu, vor Beginn der eigentlichen Behandlung abzuklären, welche Dimension des Menschen *primär* von einer Störung betroffen ist (so können etwa eine Schilddrüsenunterfunktion, Arbeitslosigkeit, der Tod eines nahen Angehörigen und Störungen im Hirnstoffwechsel depressive Verstimmungen auslösen, es sind dabei jedoch unterschiedliche Dimensionen des Menschen primär betroffen). Es wäre kein genuin logotherapeutisches Vorgehen, sondern ein therapeutischer Kunstfehler, mit all diesen Patienten unmittelbar auf „Sinnsuche“ zu gehen. Eine sorgfältige Differentialdiagnostik ist der erste Schritt, um abzuklären, in welcher Dimension die Behandlung primär ansetzen muss.

Es geht somit auch in der Logotherapie nach Frankl nicht ausschließlich um die geistige Dimension. Doch diese ist, wie bereits beschrieben wurde, unter anderem der Schlüssel zur inneren Freiheit – weswegen sie für eine erfolgreiche Psychotherapie eine entscheidende Rolle spielt. Aufgrund des beschriebenen Zusammenspiels zwischen den drei Dimensionen kann und soll die Logotherapie bei Bedarf entsprechend ergänzt und auch mit anderen therapeutischen Ansätzen kombiniert werden. Dies war von jeher auch Frankls Anliegen, der in der Logotherapie eine wichtige Ergänzung *jeder* psychotherapeutischen Schule sah. Nicht, weil die Logotherapie an sich nicht den Kriterien einer eigenständigen Psychotherapieschule entspricht (das widerspräche immerhin auch ihrer offiziellen Anerkennung als Psychotherapieschule), sondern weil die zentralen logotherapeutischen Aspekte – Freiheit, Verantwortung und Sinn – für die therapeutische Behandlung *an sich* wesentlich sind. Diese Einschätzung teilen viele Psychiater, Psychologen und Psychotherapeuten, die die Kompatibilität der Logotherapie mit anderen Behandlungsformen wie beispielsweise der Kognitiven Verhaltenstherapie[187], der Acceptance and Commitment-Therapie[188] oder der Rational-Emotiven Verhaltenstherapie[189] schätzen. Darüber hinaus wird nicht nur die hohe Anschlussfähigkeit, sondern auch der Beitrag, den die Logotherapie zur Steigerung der Effektivität psychotherapeutischer Behandlungen im Allgemeinen und in konkreten Anwendungsgebieten leisten kann, betont[190]. Exemplarisch hierfür ist, dass basierend auf der Logotherapie zahlreiche spezifische Interventionen entwickelt wurden, unter anderem für die Behandlung von Depressionen[191],

---

187 Ameli, M. (2016). Integrating logotherapy with cognitive behavior therapy: A worthy challenge. In *Logotherapy and Existential Analysis: Proceedings of the Viktor Frankl Institute Vienna, Volume 1* (pp. 197–217). Springer International Publishing.

188 Hayes, S.C., Strosahl, K.D., & Wilson, K.G. (2009). *Acceptance and commitment therapy*. Washington, DC: American Psychological Association; Hayes, S.C., Strosahl, K.D., Bunting, K., Twohig, M., & Wilson, K.G. (2004). What is acceptance and commitment therapy?. In *A practical guide to acceptance and commitment therapy* (pp. 3–29). Springer, Boston, MA.

189 Hutchinson, G.T., & Chapman, B.P. (2005). Logotherapy-enhanced REBT: An integration of discovery and reason. *Journal of contemporary psychotherapy, 35*, 145–155.

190 Fabry, D.D.S., Sheikh, A., & Selman, M. (2007). Logotherapy can enrich cognitive behavioral therapy practice. *International Forum for Logotherapy, 30*(2), 100–106; Martínez, E.Y., & Flórez, I.A. (2015). Meaning-centered psychotherapy: A Socratic clinical practice. *Journal of Contemporary Psychotherapy, 45*(1), 37–48.

191 Henrion, R. (2004). Logoanalysis: For treatment of mood disorder due to medical condition. *The International Forum for Logo-*

Angststörungen[192], Störungen in Zusammenhang mit Substanzkonsum[193], Posttraumatischen Belastungsstörungen[194] und die narzisstische Persönlichkeitsstörung[195]. Die originäre Logotherapie ist somit vielmehr als eine Beratung für Menschen auf Sinnsuche. Ginge es in der Psychotherapie ausschließlich um die Sinnthematik, wäre dies eine Reduktion des Menschen auf seine geistige Dimension. Dies widerspricht dem Selbstverständnis der Logotherapie, die sich entschieden gegen *jede* Form des Reduktionismus in der Psychotherapie ausspricht – auch gegen einen solchen „Noologismus".

Die Logotherapie betont somit ein komplexes Zusammenspiel verschiedener konstitutioneller und dispositioneller Faktoren bei der Entstehung psychischer Störungen, wie dies in der Psychologie seit der Propagierung des biopsychosozialen Krankheitsmodells in den 1970er-Jahren postuliert wird. Indem die Logotherapie zusätzlich noch die geistige Dimension in diese Betrachtungsweise mit einbezieht, erweitert sie dieses Modell in Richtung eines „noobiopsychosozialen Krankheitsmodells". Dies zeigt sich insbesondere in der logotherapeutischen Klassifikation depressiver Störungen. Eine Analogie Frankls veranschaulicht

---

*therapy, 27*, 3–8; Ungar, M. (2002). A logotherapy treatment protocol for major depressive disorder. *The International Forum for Logotherapy, 25*, 3–10.

192 Rogina, J. (2002). Logotherapeutic mastery of generalized anxiety disorder. *The International Forum for Logotherapy, 25*, 60–67.

193 Somov, P. G. (2007). Meaning of life group: Group application of logotherapy for substance use treatment. *Journal for Specialists in Group Work, 32*(4), 316–345.

194 Southwick, S., Gilmartin, R., McDonough, P., & Morrisey, P. (2006). Logotherapy as an adjunctive treatment for chronic combat related PTSD: A meaning-based intervention. *American Journal of Psychotherapy, 60*(2), 161–174.

195 Rogina, J. (2004). Treatment and interventions for narcissistic personality disorder. *The International Forum for Logotherapy, 27*, 28–33.

die Bedeutsamkeit einer solch differenzierten Sichtweise: Werden ein Zylinder, ein Kegel und eine Kugel aus dem dreidimensionalen in den zweidimensionalen Raum projiziert, bilden sie sich alle gleichermaßen als Kreis ab, obwohl es sich – unter Einbeziehung einer weiteren Dimension – um *verschiedenartige* Figuren handelt[196]. In diesem Sinne unterscheidet die Logotherapie zwischen (primär) endogenen, reaktiven und sogenannten noogenen Depressionen[197]. Während endogene Depressionen primär auf eine Störung des Gehirnstoffwechsels zurückzuführen sind, und in der Regel auf medikamentösem Weg durch die Einnahme von Antidepressiva behandelt werden können, steht bei reaktiven Depressionen schwerpunktmäßig ein nicht verarbeiteter Schicksalsschlag, ein schwerer Verlust oder eine andere Leiderfahrung im Vordergrund. In der Psychotherapie stellt bei dieser Form der Depression daher die Leidbewältigung einen Schwerpunkt dar. Die noogene Depression wiederum hängt primär mit einer „existentiellen Frustration“ bzw. einem „existentiellen Vakuum“[198] zusammen: Das eigene (Weiter-)Leben wird als sinnlos, gleichgültig oder perspektivlos erlebt. In der Psychotherapie geht es daher insbesondere darum, die Wahrnehmung sinnvoller Aufgaben und Werte zu verbessern, und dadurch die Fähigkeit zur Selbsttranszendenz zu stärken[199].

---

196 Frankl, V.E. (2014). *Ärztliche Seelsorge: Grundlagen der Logotherapie und Existenzanalyse.* München: Deutscher Taschenbuch Verlag.

197 Frankl, V.E. (2007). *Theorie und Therapie der Neurosen. Einführung in Logotherapie und Existenzanalyse.* München: Ernst Reinhardt Verlag.

198 Frankl, V.E. (2014). *Ärztliche Seelsorge: Grundlagen der Logotherapie und Existenzanalyse.* München: Deutscher Taschenbuch Verlag, S. 37.

199 Lukas, E. (o.D.). Und Frankl hatte doch recht. Aus der modernen Depressionsforschung. *Elisabeth Lukas Archiv.*

Im Konzept der Existenzanalyse Längles hingegen wird die Depression als eine Störung innerhalb der zweiten Grundmotivation beschrieben[200] und die Abgrenzung der noogenen Depression von anderen psychischen Störungen grundsätzlich als wenig relevant betrachtet:

> Die Sinnfrage taucht als Begleitphänomen psychischer Störungen durchaus auf, ist aber praktisch nie die primäre Ursache psychischer Krankheiten.[201]

Die weltweite Einnahme von Antidepressiva hat sich zwischen den Jahren 2000 und 2020 drastisch erhöht[202]. In 18 europäischen Ländern stieg der Gebrauch von Antidepressiva in den vergangenen zwei Jahrzehnten um durchschnittlich 147 Prozent[203]. Doch die hinter diesem Anstieg stehende Theorie, dass depressive Verstimmungen durch eine Störung im Serotoninhaushalt oder ein anderes hirnorganisches Ungleichgewicht ausgelöst werden, welches durch eine medikamentöse Behandlung korrigiert werden kann, wird in der jüngsten psychiatrischen Forschung heftig kritisiert[204]. So finden sich in der modernen Depressionsforschung durchaus Hinweise darauf, dass eine ätiologische

---

200 Reitinger, C. (2022). *Zur Diversität der psychotherapeutischen Schulen unter besonderer Berücksichtigung der Existenzanalyse.* In: *Handbuch Menschenbilder.* Wiesbaden: Springer.

201 Längle, A. (2016). *Lehrbuch zur Existenzanalyse: Grundlagen.* Wien: Facultas, S. 17.

202 https://data-explorer.oecd.org/vis?pg=0&snb=2&tm=antidepressants&fc=Pharmaceutical &fs[0]=Measure %2C0%7CPharmaCPharmac%20consumption%23PH_CON%23&fs[1]=Pharmaceutical%2C2%7CTotal%23_T%23%7CNervous%20ssyste%23N%23%7CAntidepressants%23N06A%23&df[ds]=dsDisseminateFinalDMZ&df[id]=HEALTH_PHMC%40DF_KEY_INDIC&df[ag]=OECD.ELS.HD&df[vs]=1.0

203 Ibd.

204 Ang, B., Horowitz, M., & Moncrieff, J. (2022). Is the chemical imbalance an 'urban legend'? An exploration of the status of the serotonin theory of depression in the scientific literature. *SSM-Mental Health*, 2, 100098.

Klassifizierung von Depressionen gewinnbringend für das Verständnis und die effektive Behandlung von Depressionen sein könnte[205]. In diesem Zusammenhang weist etwa der Biochemiker Katsuhito Fukuda, basierend auf seiner Forschung zu Enzymen des Tryptophan-Stoffwechsels, darauf hin, dass es in der Depressionsätiologie durchaus bedeutsame Unterschiede gibt, und unterscheidet in seiner Forschung *endogene* von *reaktiven* Depressionen.[206]

Die Logotherapie geht mit ihrer Differentialdiagnostik und dem Konzept der noogenen Depression über gängige Klassifikationssysteme psychischer Störungen hinaus, welche ausschließlich den symptomatischen Schweregrad der Depression beschreiben und keine Differenzierung der (primären) Ursachen vornehmen. Möglicherweise kann sie mit ihrem differenzierten Verständnis depressiver Störungen einen Beitrag zum besseren Verständnis und zur effektiveren Behandlung von Depressionen leisten. Denn die Logotherapie vertritt – im Gegensatz zu aktuellen Klassifikationssystemen, und auch zur Existenzanalyse – den Standpunkt, dass eine existentielle Frustration zu einer Form der Depression führen kann, die gegen eine medikamentöse Therapie weitgehend resistent ist: Antidepressiva können einen gestörten Serotoninspiegel ins Gleichgewicht bringen, aber keine Sinnleere und kein existentielles Vakuum füllen. Möglicherweise kann diese differenzierte Sichtweise dabei helfen, eine durchaus ernüchternde Erkenntnis in der Behandlung von Depressionen zu verstehen. So kam eine aktuelle, umfassende Metaanalyse, welche die Ergebnisse von 232 Studien zur Effektivität von Antidepressiva in der Behandlung von Depressionen statistisch zusammenfasste, zu dem

---

205 Fukuda, K. (2014). Etiological classification of depression based on the enzymes of tryptophan metabolism. *BMC psychiatry*, *14*, 1–8.

206 Ibd.

Schluss, dass in nur 15% der Fälle die Einnahme von Antidepressiva eine signifikante Verbesserung im Vergleich zu einem Placebo bewirkte[207].

### 3.3 Differenzen in Bezug auf den Sinnbegriff

Bei genauerer Betrachtung zeigt sich, dass die Logotherapie nach Frankl und die Existenzanalyse nach Längle den *Willen zum Sinn* nicht nur als Motivationsfaktor unterschiedlich gewichten – die beiden Psychotherapieschulen unterscheiden sich auch darin, was sie konkret unter *Sinn* verstehen. Da einige Kritikpunkte, die die Existenzanalyse in Bezug auf dieses Thema an die Logotherapie richtet, auf einem bedeutsamen Missverständnis beruhen, soll zunächst die logotherapeutische Perspektive hierzu systematisch dargelegt werden.

Grundsätzlich differenziert die Logotherapie nach Frankl zwischen dem „einmaligen und einzigartigen *konkreten Sinn* von Situationen"[208], der immer abhängig ist von der konkreten Person und Situation, Werten als *„abstrakten Sinn-Universalien"*[209], und dem sogenannten *Übersinn* (Frage nach dem Sinn als Weltganzen)[210], der im psychothe-

207 Stone, M.B., Yaseen, Z.S., Miller, B.J., Richardville, K., Kalaria, S.N., & Kirsch, I. (2022). Response to acute monotherapy for major depressive disorder in randomized, placebo controlled trials submitted to the US Food and Drug Administration: individual participant data analysis. *Bmj, 378.*

208 Frankl, V.E. (2014). *Ärztliche Seelsorge: Grundlagen der Logotherapie und Existenzanalyse.* München: Deutscher Taschenbuch Verlag, S. 90.

209 Frankl, V.E. (2014). *Ärztliche Seelsorge: Grundlagen der Logotherapie und Existenzanalyse.* München: Deutscher Taschenbuch Verlag, S. 90.

210 Frankl, V.E. (2014). *Ärztliche Seelsorge: Grundlagen der Logotherapie und Existenzanalyse.* München: Deutscher Taschenbuch Verlag, S. 72.

rapeutischen Prozess jedoch keine wesentliche Rolle spielt. In Anlehnung an die weiter oben bereits beschriebene *kopernikanische Wende*[211] steht die Logotherapie auf dem Standpunkt, dass in jeder Situation ein einmaliger und einzigartiger Sinn verborgen ist, der einen konkreten Menschen einladen möchte, ihn aufzuspüren und zu verwirklichen. Auf der Suche nach dieser sinnvollen Möglichkeit leitet den Menschen das Gewissen, das Frankl deshalb auch als „Sinn-Organ" bezeichnet hat[212].

Gerade bei der Beantwortung schwieriger Lebensfragen, über die im Gegensatz zu vielen Alltagsentscheidungen bewusst reflektiert wird, kann das Gewissen eine unterstützende Rolle einnehmen. Die Nadel des „Gewissenskompasses" deutet dabei nicht unbedingt darauf, was andere gerne von uns hätten, was die größte Wertschätzung bringt oder wie wir gelernt haben, uns zu verhalten. Tradierte Normen, Erziehung und Gesetze können sich zwar mit der Gewissensstimme decken, tun dies aber nicht zwangsläufig. Die Gewissensstimme verweist vielmehr auf den jeder Situation inhärenten und sich ständig wandelnden Sinn (wodurch die Kompassnadel ständig in Bewegung ist). Dieser Sinn ist nicht zwangsläufig an jene Form von Aktivität geknüpft, die in einer leistungsorientierten Gesellschaft gemeinhin über den Wert eines Tuns oder Seins entscheidet. Sinnerfüllung im Sinne der originären Logotherapie muss keineswegs immer in aktivem Tun oder altruistischem Handeln bestehen. Die Bereicherung der Welt durch das eigene Handeln bzw. die Verwirklichung von *schöpferischen Werten* ist zwar ein äußerst bedeutsamer, aber dennoch nur *ein* möglicher

---

211 Frankl, V.E. (2014). *Ärztliche Seelsorge: Grundlagen der Logotherapie und Existenzanalyse*. München: Deutscher Taschenbuch Verlag, S. 107.

212 Frankl, V.E. (2014). *Ärztliche Seelsorge: Grundlagen der Logotherapie und Existenzanalyse*. München: Deutscher Taschenbuch Verlag, S. 87.

Weg der Sinnerfüllung[213]. Denn manche Situationen erfordern gar kein aktives Handeln, sondern laden uns vielmehr zu einem aufmerksamen Wahrnehmen, Genießen oder Erleben ein, wodurch eine Bereicherung unseres Innenlebens erfolgt. Die bewusste Wahrnehmung der Natur, der aktive Genuss von Musik oder Kunst sind Beispiele für die Verwirklichung von solchen *Erlebniswerten*[214]. Oftmals ziehen Momente, die uns innerlich berühren, inspirieren oder entspannen könnten, an uns vorüber, weil wir unsere Aufmerksamkeit stattdessen auf etwas anderes richten. Aber das achtsame Wahrnehmen einer kostbaren Begebenheit oder Situation sind wertvolle Möglichkeiten, Erfüllung zu erleben, und den konkreten Sinn der Situation zu verwirklichen. Solche Erlebniswerte verwirklichen wir auch dann, wenn wir uns von der Einmaligkeit und Einzigartigkeit einer Person innerlich berühren und anregen lassen. Am schwierigsten ist das Finden einer sinnvollen Möglichkeit meist dann, wenn das Leben uns mit einer leidvollen Situation konfrontiert, die weder durch unser eigenes Handeln noch durch das von Spezialisten geändert werden kann: wenn beispielsweise jemand eine unheilbare Krankheit hat oder ein geliebter Mensch verstirbt. In solchen Situationen bricht am ehesten die Sinnfrage auf, und gerade dann erscheint sie angesichts des großen Schmerzes oft kaum beantwortbar.

Die *tragische Trias*[215] von Leid, Schuld und Tod ist untrennbar mit der menschlichen Existenz verbunden – kein Menschenleben ist frei von ihr. Da die Logotherapie von einem positiven Freiheitsbegriff (frei *zu*) ausgeht, sieht sie

213 Frankl, V.E. (2014). *Ärztliche Seelsorge: Grundlagen der Logotherapie und Existenzanalyse*. München: Deutscher Taschenbuch Verlag.

214 Ibd.

215 Frankl, V. E. (2017). *Der Mensch vor der Frage nach dem Sinn.* München: Piper, S. 12.

jedoch auch angesichts der tragischen Trias noch die innere Freiheit: die Freiheit, gegenüber einem an sich unabänderlichen Leid eine aufrechte Haltung einzunehmen. Die Logotherapie spricht in diesem Zusammenhang von der Verwirklichung von *Einstellungswerten*[216]. Zweifellos ist eine solche Einstellungsänderung oftmals erst nach einem Prozess der emotionalen Verarbeitung möglich. Einen Verlust oder Schmerz zu betrauern oder zu beklagen, traurig, verzweifelt oder wütend zu sein, sind wichtige und nachvollziehbare Vorgänge in der psychischen Dimension, denen genug Raum gegeben werden darf und soll. Die Änderung der eigenen Haltung ist gekoppelt an eine gewisse Distanzierung von dem Schmerz, und die Selbstdistanzierung gelingt wesentlich einfacher, wenn der Verlust ausreichend betrauert werden konnte. Gelingt es dann, dem Leid gegenüber eine aufrechte Haltung einzunehmen, kommt dies einem riesigen Triumph gleich - denn nicht immer sind menschliche Höchstleistungen an Statussymbolen oder äußeren Erfolgen zu erkennen. Der Sprung in der Persönlichkeitsentwicklung, den ein Mensch dabei machen kann, ist etwa in der Forschung zu posttraumatischem Wachstum beschrieben[217].

Wenn die Förderung der persönlichen Reife und Entwicklung ein wichtiges Ziel der Psychotherapie darstellt, sollten dann nicht so viele Einstellungswerte wie möglich verwirklicht werden? Keineswegs, denn auch wenn die Logotherapie drei Wege der Sinnfindung aufzeigt – eine Will-

---

216 Frankl, V.E. (2017). *Der Mensch vor der Frage nach dem Sinn.* München: Piper, S. 240.

217 Henson, C., Truchot, D., & Canevello, A. (2021). What promotes post traumatic growth? A systematic review. *European Journal of Trauma & Dissociation*, *5*(4), 100195; Tedeschi, R.G., & Moore, B.A. (2021). Posttraumatic growth as an integrative therapeutic philosophy. *Journal of Psychotherapy Integration*, *31*(2), 180–194.

kür in Bezug auf die Art der Werteverwirklichung ist damit nicht gemeint. Vielmehr vertritt die Logotherapie den Standpunkt, dass in jeder Situation unter der Vielzahl an Handlungs- und Haltungsmöglichkeiten eine verborgen ist, die „besonders hell leuchtet“, und die je nach Situation und Person in einem Handeln, einem bewussten Wahrnehmen, Genießen oder Erleben, oder der Wahl einer heilsamen Haltung bestehen kann. In diesem Sinne geht die Logotherapie von einem sich dynamisch wandelnden Sinn aus: Was die jeweils sinnvolle Möglichkeit ist, ist von Person zu Person und von Situation zu Situation verschieden[218]. Ereignet sich beispielsweise an einem städtischen Winterabend ein Verkehrsunfall, „leuchten“ für den Straßenbahnfahrer, eine in der Straßenbahn sitzende Ärztin und den bald dazustoßenden Polizisten jeweils andere Möglichkeiten am hellsten. Jeder von ihnen hat andere Fähigkeiten und dementsprechend andere Möglichkeiten, zur Leidverringerung und einer positiven, heilsamen Änderung der Situation beizutragen. Insofern ist der konkrete Sinn einer Situation unikal und subjektiv.

Subjektivität impliziert dabei jedoch keine Willkür. „Sinn“ ist in der Logotherapie definiert als die jeder Situation innewohnende sinnvolle Möglichkeit, die vom Menschen aufgespürt und verwirklicht werden kann und soll. Was sinnvoll ist, obliegt demnach nie allein der subjektiven Auslegung des Menschen: Die Logotherapie steht für einen *transsubjektiven* bzw. *objektiven* Sinnbegriff ein. Es gibt in diesem Sinne Handlungen und Geschehnisse, die als sinnwidrig zu bezeichnen sind, auch wenn die involvierte Person diese Tat selbst als wichtig und erfüllend erleben mag. Da Sinn als eine ontologische Größe bzw. als eine in jeder

---

218 Frankl, V.E. (2014). *Ärztliche Seelsorge: Grundlagen der Logotherapie und Existenzanalyse*. München: Deutscher Taschenbuch Verlag.

Situation vorfindliche Möglichkeit definiert ist, die vom Menschen lediglich entdeckt und *gefunden* werden kann, kann dem Leben oder einer Situation kein Sinn *gegeben* werden: denn würde der Mensch der Situation einen Sinn geben, würde dies genau jene Willkür implizieren, gegen welche die Logotherapie sich entschieden ausspricht[219].

Ein solcher Standpunkt ist freilich von hohem Anspruch und keine leichte Kost – doch es stellt sich die Frage, ob das Vertreten der gegenteiligen Position tatsächlich ansprechender ist. In letzter Konsequenz wäre aus dieser Position heraus nämlich durchaus zu argumentieren, dass auch die Terroranschläge am 11. September 2001 in den Vereinigten Staaten, die mehrere Tausend Menschenleben kosteten, irgendwie sinnvoll gewesen sein könnten – denn es ist immerhin nicht auszuschließen, dass die beteiligten Personen ihr Handeln durchaus als „sinnvoll" oder „verwirklichungswürdig" empfanden. An der subjektiven Erlebniskomponente der Sinnerfüllung zweifelt die Logotherapie nicht. Natürlich erleben Menschen bestimmte Dinge als sinnvoll oder verwirklichungswürdig, und manchmal stellt sich erst im Nachhinein heraus, dass eine in bester Absicht getroffene Handlung Konsequenzen nach sich zieht, die man eigentlich um jeden Preis vermeiden wollte.

Menschen unterscheiden sich in Hinblick darauf, was sie (für sich) als sinnvoll erleben und was für sie tatsächlich am sinnvollsten ist. Es ist für ein funktionierendes Zusammenleben beispielsweise von enormer Bedeutung, dass es Ärzte, Supermarktverkäufer, Lehrer, Altenpfleger, sich kümmernde Eltern oder eine Müllabfuhr gibt, aber das bedeutet nicht, dass eine dieser Möglichkeiten, das eigene Leben zu gestalten, von jedem Menschen ergriffen werden sollte. Manch einer hat ein enormes handwerkliches Geschick, mancher kann komplexe Sachverhalte nachvollzie-

219 Ibd.

hen und sprachgewandt debattieren, mancher hat eine Engelsgeduld im Umgang mit jungen oder älteren Menschen. Die Logotherapie ist davon überzeugt, dass jeder Mensch bestimmte Talente und Stärken hat, die in der Welt gebraucht werden. Gelingt es, diese einzubringen, fügen sich zwei Puzzleteile zusammen: die Fähigkeiten einer Person und der Bedarf in der Welt.

Manchen Menschen scheint ein besonderes Talent in die Wiege gelegt worden zu sein, das es ganz simpel wirken lässt, eine Aufgabe zu finden, bei der man die eigenen Stärken und Interessen verwirklichen und in der man richtig aufgehen kann. Doch längst nicht allen fällt diese Wahl so leicht – und gleichzeitig wünschen sich immer mehr Menschen einen Beruf, der nicht nur das finanzielle Auskommen sichert, sondern der sie auch erfüllt, zu ihren Werten und ihrer Persönlichkeit passt und ein Gefühl des Angekommenseins ermöglicht. Für einen sinnvollen Job würden sogar mehr als zwei Drittel der in verschiedenen europäischen und US-amerikanischen Studien befragten Teilnehmer auf einen höheren Lohn oder Status verzichten[220]. Zugleich sehnen sich viele Menschen nach einem Gefühl des Ankommens[221], das aus psychologischer Perspektive noch kaum erforscht wurde, aus logotherapeutischer Sicht jedoch viel mit einem sinnerfüllten Leben zu tun hat und das Gegenteil des existentiellen Vakuums darstellt. Die Aktualität der Logotherapie zeigt sich nicht zuletzt darin, dass Frankl schon im Jahr 1983 davon sprach, dass sich die junge Generation vor dem Hintergrund eines weit verbreiteten Sinnlosigkeitsgefühls als eine „no future generation"[222] erlebe –

---

220 https://www.youngcapital.de/nachrichtenarchiv/junge-europaer-wollen-kein-top-gehalt-sondern-lieber-einen-interessanten-job

221 Bonelli, R.M. (2024). *Die Kunst des Ankommens. Wie wir unseren Platz im Leben finden.* Wien: edition a.

222 Frankl, V.E. (2005). *Der leidende Mensch. Anthropologische Grundlagen der Psychotherapie.* Bern: Hans Huber, S. 54.

und rund 40 Jahre später das Wort „lost“, das einen Zustand der Orientierungslosigkeit und Unentschlossenheit beschreibt, zum Jugendwort des Jahres 2020 gekürt wurde[223]. Ein solch tiefgreifendes Sinnlosigkeitsgefühl, so Frankl, führe oftmals zum „Rückzug in die pure Subjektivität bloßer Glücks*gefühle*“.[224]

Der Rückzug in die Subjektivität bzw. Fokussierung auf das emotionale Erleben fällt auch in Bezug auf den Sinnbegriff der Existenzanalyse auf. Denn im Gegensatz zur Logotherapie nach Frankl fokussiert sich die Existenzanalyse ausschließlich auf den *subjektiven* Aspekt, d.h. das gefühlsmäßige Sinnerleben, das auch als *existentieller Sinn*[225] bezeichnet wird. Der existentielle Sinn leitet sich aus existenzanalytischer Perspektive ausschließlich davon ab, was eine Person als sinnvoll erlebt[226]. Dem existentiellen Sinn wird in der Existenzanalyse der „ontologische Sinnbegriff“ Frankls gegenübergestellt. Dessen transsubjektives Sinnverständnis betrachtete Längle als eine Schwachstelle des logotherapeutischen Konzepts, die es zu überkommen galt. Für die Psychologie und Psychotherapie als unbrauchbar erachtet, wird der ontologische Sinn in der Existenzanalyse ausschließlich dem Zuständigkeitsbereich der Religion bzw. Philosophie

---

223 https://www.langenscheidt.com/presse/lost-ist-das-jugendwort-2020#:~:text=%22Lost%22%20ist%20das%20Jugendwort%202020,ahnungslos%2C%20unsicher%20oder%20unentschlossen%20ist.

224 Frankl, V.E. (2005). *Der leidende Mensch. Anthropologische Grundlagen der Psychotherapie.* Bern: Hans Huber, S. 54.

225 Längle, A. (1998). Zur ontologischen und existentiellen Bestimmung von Sinn. Analyse und Weiterführung des logotherapeutischen Sinnverständnisses. In: Csef, H. (Ed.). (1998). *Sinnverlust und Sinnfindung in Gesundheit und Krankheit: Gedenkschrift zu Ehren von Dieter Wyss.* Würzburg: Königshausen & Neumann, S. 255.

226 Längle, A. (2016). Sich berühren lassen. Vom Zusammenspiel von Werten und Gefühlen in der existenziellen Psychotherapie. In: *Persönlichkeitsstörungen, 20*(2), 115–126.

zugeordnet.[227] Die Vorwürfe, die Längle in diesem Zusammenhang an die originäre Logotherapie richtet, sind schwerwiegend, denn sie betreffen unmittelbar die therapeutische Begegnung mit dem Patienten. Konkret unterstellt Längle der Logotherapie, mit ihrem ontologischen Sinnbegriff den Standpunkt zu vertreten, dass wirklich allem Geschehen – auch offenkundig sinnloser Gewalt und Leiden – „in Wirklichkeit" noch ein (verborgener) Sinn innewohne. Da die Logotherapie diesen Sinn aus einer religiösen Sphäre herleite, müssten Patienten für eine erfolgreiche Therapie die religiöse Auffassung des Logotherapeuten teilen:

> Durch die fehlende Beschäftigung mit dem Wertfühlen bleibt das logotherapeutische Sinnverständnis für den weniger religiösen Menschen emotional kalt und kognitiv in der Begründung. Die Logotherapie beschäftigt sich konsequenterweise nicht mit der Emotionalität, und schenkt dem subjektiven Erleben in den Gesprächen kaum Beachtung.[228]

Würde die Logotherapie vom Patienten tatsächlich eine bestimmte Weltanschauung einfordern, damit die Behandlung gelingen könne, würde dies einen ernstzunehmenden Verstoß gegen den psychotherapeutischen Berufskodex darstellen. In diesem ist ausdrücklich festgehalten, dass es einen schwerwiegenden Verstoß gegen die ethischen Verpflichtungen eines Psychotherapeuten und eine Form des Missbrauchs darstellt, wenn

---

227 Längle, A. (2016). *Lehrbuch zur Existenzanalyse: Grundlagen.* Facultas Verlags- und Buchhandels AG.

228 Längle, A. (1998). Zur ontologischen und existentiellen Bestimmung von Sinn. Analyse und Weiterführung des logotherapeutischen Sinnverständnisses. In: Csef, H. (Ed.). (1998). *Sinnverlust und Sinnfindung in Gesundheit und Krankheit: Gedenkschrift zu Ehren von Dieter Wyss.* Würzburg: Königshausen & Neumann, S. 255.

> […] Angehörige des psychotherapeutischen Berufes ihren psychotherapeutischen Aufgaben gegenüber den Patientinnen und Patienten untreu werden, um ihre persönlichen Interessen, insbesondere sexueller, wirtschaftlicher, sozialer, emotionaler, politischer oder *religiöser Natur* [Hervorhebung AK] zu befriedigen; daraus ergibt sich auch die Verpflichtung der Angehörigen des psychotherapeutischen Berufes, dementsprechend alle Verstrickungen mit den Patientinnen und Patienten zu meiden.[229]

Allerdings hat Frankl explizit auf die Bedeutung der „weltanschaulichen Fairness und methodischen Sauberkeit" in der Psychotherapie hingewiesen[230]. Als Psychotherapieschule muss die Logotherapie unabhängig von der Konfession und Religiosität des Therapeuten und der des Patienten anwendbar sein. Religion ist daher keinesfalls ein Standort der Logotherapie. In der Psychotherapie *kann* die potentiell vorhandene Religiosität des Patienten lediglich als persönliche Ressource aufgegriffen werden – wenn dieser das möchte. Denn während Religiosität und Spiritualität in der Psychotherapie lange als „kollektive Zwangsneurose" galten und pathologisiert wurden, hat die moderne Psychologie – nicht nur die Logotherapie – deren Bedeutung als persönliche Ressource längst erkannt und Möglichkeiten zum professionellen, weltanschaulich neutralen Umgang mit dieser Ressource beschrieben.[231]

Möglicherweise ist es jedoch gar nicht die (scheinbare) weltanschauliche Positionierung der Logotherapie, in der

---

229 Berufskodex für Psychotherapeutinnen und Psychotherapeuten des Bundesministeriums für Soziales, Gesundheit, Pflege und Konsumentenschutz (BMSGKP) (2020), S. 11.

230 Frankl, V.E. (2014). *Ärztliche Seelsorge: Grundlagen der Logotherapie und Existenzanalyse*. München: Deutscher Taschenbuch Verlag, S. 301.

231 Utsch, M., Bonelli, R.M., & Pfeifer, S. (2018). *Psychotherapie und Spiritualität: Mit existenziellen Konflikten und Transzendenzfragen professionell umgehen.* Heidelberg: Springer.

die Existenzanalyse das am stärksten zu kritisierende Element sieht, sondern die „rationalistische Gefühlskälte", die die vermeintlich religiöse Herleitung des Sinns bewirke, und durch die der Logotherapeut dem Erleben des Patienten gleichgültig gegenüberstehe:

> Es zeigt sich schon darin, dass Frankl sich wenig für das subjektive Werterleben interessiert, sondern nur für das, was sinnvoll ist. Denn das Sinnvolle ist für ihn das Ziel, in welchem alle Werte zusammenlaufen.[232]

Während sich Frankl bzw. die Logotherapie also nur dafür interessiert, was sinnvoll *ist*, steht in der Existenzanalyse die subjektive Erlebniskomponente – d.h. das, was sich sinnvoll *anfühlt* – im Vordergrund. Allein dieser emotional erspürte existentielle Sinn wird – im Gegensatz zum ontologischen Sinnbegriff der Logotherapie – als angemessenes Konzept für die Psychotherapie betrachtet. Es ist daher auch naheliegend, dass in der Existenzanalyse die Notwendigkeit des stärkeren Einbezugs der subjektiven Emotionalität betont wird:

> Sinn ist in der Existenzanalyse kein objektives Faktum, das in der Welt gefunden werden kann und soll. Sinnvoll zu leben ist eher eine Möglichkeit des Menschen. Sinnvoll erlebt der Mensch sein Leben, wenn er sich auf subjektiv Wertvolles einlässt und seine Tätigkeiten in einen (selbstgewählten) größeren Kontext stellt. Die Veränderung dieser Kernannahme ist insofern zentral, als sich damit der Wandel sowohl der philosophischen Hintergrundtheorie als auch der therapeutischen Praxis und damit die Trennung von Logotherapie und Existenzana-

232 Längle, A. (1998). Zur ontologischen und existentiellen Bestimmung von Sinn. Analyse und Weiterführung des logotherapeutischen Sinnverständnisses. In: Csef, H. (Ed.). (1998). *Sinnverlust und Sinnfindung in Gesundheit und Krankheit: Gedenkschrift zu Ehren von Dieter Wyss.* Würzburg: Königshausen & Neumann, S. 255.

lyse erschließt. Der Mensch erscheint hier weniger als passives Erkenntnissubjekt, sondern als aktiver Gestalter seines Lebens. Wenn Sinn nicht mehr objektiv in der Außenwelt vorgegeben ist, gewinnt der Bezug zur Innenwelt im Vergleich zu Frankl an Bedeutung, da Werte emotional wahrgenommen werden.[233]

Der Existenzanalyse geht es im Wesentlichen darum, dem Menschen dabei zu helfen, eine innere Zustimmung zu dem zu finden, was er tut[234]. Wird bei diesem Bestreben jedoch das ontologische Sinnkonzept ausgeblendet bzw. für die Psychotherapie als unbrauchbar betrachtet, besteht aus logotherapeutischer Perspektive die Gefahr eines Sinnsubjektivismus, welcher der persönlichen Willkür Tür und Tor öffnet. Während in der Logotherapie der Sinn (das Gesollte) dem Wollen vorausgeht und „dem Können (Freiheit) Substanz (Verantwortung) und Richtung (Sinn) gibt"[235], geht in der Existenzanalyse *das Wollen dem Sollen voraus*[236]. Es erscheint folglich auch in diesem Punkt fraglich, ob in Bezug auf die Existenzanalyse Längles tatsächlich von einer Weiterentwicklung oder Erweiterung der originären Logotherapie gesprochen werden kann – denn einerseits werden an dieser Stelle zwei sich diametral gegenüberstehende Standpunkte deutlich, und andererseits geht es der Logotherapie um *mehr* als eine gefühlsmäßige innere Zustimmung zu den eigenen Handlungen: Der Mensch kann – geleitet von seinem Gewissen als Instanz der geistigen Dimension –

233 Reitinger, C. (2018). *Zur Anthropologie von Logotherapie und Existenzanalyse: Viktor Frankl und Alfried Längle im philosophischen Vergleich*. Wiesbaden: Springer Verlag, S. 235.

234 Reitinger, C. (2018). *Zur Anthropologie von Logotherapie und Existenzanalyse: Viktor Frankl und Alfried Längle im philosophischen Vergleich*. Wiesbaden: Springer Verlag.

235 Batthyány, A., & Lukas, E. (2020). *Logotherapie und Existenzanalyse heute: eine Standortbestimmung*. Innsbruck: Tyrolia, S. 132.

236 Ibd.

in der Welt objektiv gegebene Möglichkeiten zur Sinnerfüllung finden und sich in Freiheit dafür entscheiden, diese zu verwirklichen oder zu verwirken. Doch natürlich kann das Gewissen den Menschen auch irreführen, bzw. kann das Gewissen (systematisch) unterdrückt werden[237], was den Boden ebnet für die in Bezug auf die Pathologie des Zeitgeists und die kollektiven Fehlhaltungen erwähnten Phänomene des *Konformismus* und *Fanatismus*. Es steht außer Frage, dass ein Mensch, der eine bestimmte Ideologie in fanatischer Weise durchzusetzen bestrebt ist, dies mit innerer Zustimmung im emotionalen Sinne tun kann. Doch diese innere Zustimmung würde die Logotherapie eher als einen Gefühlszustand der *psychischen* Dimension oder allenfalls als einen Gewissensirrtum verstehen – nicht als eine innere Zustimmung zu dem eigenen Handeln aufgrund dessen Ausrichtung am objektiven Sinn. Die persönliche Willkür, die eine Reduktion des Sinnkonzepts auf die Erlebniskomponente zu Folge hat, spiegelt sich auch darin wider, dass sich das Verständnis von „Verantwortung" – die, wie gesagt, einen zentralen Aspekt in der Logotherapie darstellt – in der Existenzanalyse deutlich verändert hat. Verantwortung trägt der Mensch aus logotherapeutischer Perspektive *für* die Verwirklichung von Sinn – und verantwortlich dafür ist er *vor* seinem Gewissen. Da die Existenzanalyse nicht von einem objektiven Sinnbegriff und objektivem Sinn in der Außenwelt ausgeht, verliert der Aspekt der Verantwortlichkeit an Bedeutung[238] und die Innenwelt des Menschen rückt in den Fokus. Auch die Bedeutung der Selbsttranszendenz als die Ausrichtung auf etwas außerhalb

---

237 Frankl, V.E. (2014). *Ärztliche Seelsorge: Grundlagen der Logotherapie und Existenzanalyse*. München: Deutscher Taschenbuch Verlag.

238 Reitinger, C. (2018). *Zur Anthropologie von Logotherapie und Existenzanalyse: Viktor Frankl und Alfried Längle im philosophischen Vergleich*. Wiesbaden: Springer Verlag.

der eigenen Person bzw. des eigenen Empfindens, das *an sich* sinnvoll ist, wird zugunsten des emotionalen Erspürens dessen, was sich subjektiv sinnvoll *anfühlt*, abgewertet.[239]

### 3.4 Differenzen in Bezug auf den Umgang mit Leid

Bedingt das logotherapeutische Konzept eines objektiven Sinnbegriffs ein moralisierendes therapeutisches Vorgehen? Mitnichten. Denn es entspricht keineswegs der Logotherapie, dem Patienten zu sagen, nach welchen Werten er sich zu richten und wie er sich zu verhalten hat. Frankl hat sich dezidiert gegen die Oktroyierung der persönlichen Weltanschauung des Psychotherapeuten ausgesprochen:

> Die Existenzanalyse [d.h. die *Logotherapie* nach Frankl, Anm. AK] übt also keine Ingerenz auf die Beantwortung jener Fragen aus, die einer Wertskala oder einer Rangordnung von Werten gelten. Der Existenzanalyse [...] muss genügen: die Führung des Kranken bis zum radikalen Erlebnis seiner Verantwortung. Eine Fortführung der Behandlung darüber hinaus, etwa in die persönliche Sphäre konkreter Entscheidungen hinein, kann nach wie vor nur als unzulässig bezeichnet werden.[240]

In der Logotherapie geht es folglich darum, dem Menschen zu einem Bewusstsein seiner inneren Freiheit, seiner Verantwortung (vor dem eigenen Gewissen) und Möglichkeiten zur Sinnfindung sowie zur Entwicklung einer *eigenen* Wert- und Weltanschauung zu verhelfen. Dies geschieht in der Logotherapie aus einer persönlichen Haltung heraus, die davon überzeugt ist, dass es in *jeder* Situation – und sei sie

---

239 Batthyány, A., & Lukas, E. (2020). *Logotherapie und Existenzanalyse heute: eine Standortbestimmung*. Innsbruck: Tyrolia.

240 Frankl, V.E. (2014). *Ärztliche Seelsorge: Grundlagen der Logotherapie und Existenzanalyse*. München: Deutscher Taschenbuch Verlag, S. 303.

noch so leidvoll – die Möglichkeit gibt, Sinn zu finden und dadurch inneren Halt zu gewinnen. Auf den psychotherapeutischen Umgang mit Leiderfahrungen soll an dieser Stelle näher eingegangen werden, weil Längles Kritik am ontologischen Sinnkonzept der Logotherapie insbesondere in Zusammenhang mit Leid geäußert wird:

> Neben diesem existentiellen Umgang mit Leid (und seiner Integration) gibt es eine andere Kategorie von Sinn, nämlich der Sinn in einem metaphysischen Kontext, der in seiner Gestaltbarkeit nicht mehr von einem selbst abhängt. Wir bezeichnen ihn als „ontologischen" Sinn [...] Es handelt sich um den größten Zusammenhang, in welchem das Leid gesehen und ein übergeordneter Sinn abgeleitet werden kann. Dieser Gesamtzusammenhang, in dem das Leid steht, ist für uns aber nicht mehr verstehbar. Der ontologische Sinn von Leid kann nicht gewusst werden, und ist nicht unmittelbar erkennbar. Sein ontologischer Sinn – Sinn der Existenz von Leid – liegt in der Sphäre des Glaubens.[241]

Bei näherer Betrachtung zeigt sich jedoch, dass in diesem Punkt ein gravierendes Missverständnis vorliegt. Vorgeworfen wird der Logotherapie aufgrund ihres objektiven (ontologischen) Sinnbegriffs nämlich eine Art metaphysischer Fatalismus, demzufolge alles Geschehen irgendeinen verborgenen Sinn habe. Allerdings handelt es sich bei diesem Vorwurf um ein klassisches Strohmann-Argument. Denn einerseits betont Frankl, dass der Mensch der Frage nach dem Sinn des Leidens *an sich* eigentlich nur mit einer sokratischen Haltung begegnen kann, die eingesteht, zu wissen, nichts zu wissen[242]. Zwar zieht er das Gleichnis vom golde-

---

241 Längle, A. (2009). Warum wir leiden. Verständnis, Umgang und Behandlung aus existenzanalytischer Sicht. In: *Existenzanalyse. Palliativarbeit Sinn und Glück*, *26*(1), S. 28.

242 Frankl, V.E. (2010). *Logotherapie und Existenzanalyse. Texte aus sechs Jahrzehnten.* Weinheim: Beltz Verlag.

nen Schnitt heran, um die Möglichkeit zum Ausdruck zu bringen, dass es eine dem Menschen übergeordnete Dimension geben könnte, in die der Sinn des Leidens verstanden werden könnte, in welche der Mensch jedoch nicht vordringen kann[243]. Man kann sich zur Veranschaulichung eine Katze vorstellen, die in einem Zimmer eingesperrt wird, weil ihre Besitzer Besuch in Begleitung eines großen Jagdhundes erwarten. Wird diese Katze jemals begreifen können, warum sie eingeschlossen wurde? Wohl kaum, denn die Dimension der Menschen – den Sinn ihres Eingesperrtseins – kann sie schlicht nicht erfassen. Es ist jedenfalls nicht auszuschließen, so Frankl, dass ebenso eine den Menschen umfassende Dimension existiert, in welcher sich eine Antwort auf den Sinn des Lebens und des Leidens finden ließe. An sie zu glauben oder nicht, ist jedoch die persönliche Entscheidung jedes Einzelnen – denn sobald es um die Frage nach dem *Übersinn* geht, geht der Bereich des Wissens in die Sphäre des Glaubens über[244]. Für die Psychotherapie in der Praxis und die Begleitung von Menschen in Not ist der Übersinn daher ein wenig brauchbares Konzept, denn eine Psychotherapiemethode muss, wie bereits angeführt, unabhängig von der Religiosität und Konfession des Therapeuten und des Patienten anwendbar sein. Für die angewandte Logotherapie ist daher der *Sinn der Situation*, der im Gegensatz zum Übersinn kein abstraktes Konstrukt, sondern eine im Alltag erlebbare Erfahrung darstellt, von viel zentralerer Bedeutung. Andererseits trifft die Logotherapie eine Unterscheidung, die in diesem Zusammenhang höchst relevant ist, aber von Längle gar nicht erwähnt wird: Sie differenziert zwischen solchem Leid, das durch eigene Handlungen oder Handlungen anderer gelindert werden kann, und

243 Ibd.

244 Frankl, V.E. (2010). *Logotherapie und Existenzanalyse. Texte aus sechs Jahrzehnten.* Weinheim: Beltz Verlag.

*unabänderlichem* Leid, bei dem dies nicht möglich ist. Während die erste Kategorie von Leid zur Verwirklichung von schöpferischen Werten aufruft, kann unabänderlichem Leid durch die Verwirklichung von Einstellungswerten noch ein Sinn abgerungen werden:

> Soll das nun heißen, Leiden sei notwendig, um Sinn zu finden? Das wäre ein grobes Missverständnis. Was ich meine, ist keineswegs, dass Leiden notwendig ist, vielmehr will ich sagen, dass Sinn möglich ist trotz Leidens, um nicht zu sagen, durch ein Leiden – vorausgesetzt, dass das Leiden notwendig ist, das heißt, dass die Ursache des Leidens nicht behoben und beseitigt werden kann [...][245]

Würde die Logotherapie tatsächlich den Standpunkt vertreten, dass allem – auch leidvollem – Geschehen irgendein verborgener Sinn innewohne, wäre diese Unterscheidung zwischen änderbarem und unabänderlichem Leid obsolet. In diesem Fall könnte der Mensch im Grunde alles in stoischer Gelassenheit hinnehmen und ertragen, bzw. wäre es völlig gleichgültig, ob Not behoben wird oder nicht. Handeln und Mitgestalten wäre in diesem Fall ein vollkommen überflüssiger Kraftaufwand. Und tatsächlich bestätigt Längle:

> Der Mensch ist nur Betrachter, Vernehmender, Denkender. Frankls Sinnverständnis ist in der letzten Analyse nach meiner Auffassung hier anzusiedeln.[246]

Da Längle der Logotherapie den Verweis auf einen metaphysischen Übersinn insbesondere im Zusammenhang mit

245 Frankl, V.E. (2010). *Logotherapie und Existenzanalyse. Texte aus sechs Jahrzehnten.* Weinheim: Beltz Verlag, S. 137.

246 Längle, A. (1998). Zur ontologischen und existentiellen Bestimmung von Sinn. Analyse und Weiterführung des logotherapeutischen Sinnverständnisses. In: Csef, H. (Ed.). (1998). *Sinnverlust und Sinnfindung in Gesundheit und Krankheit: Gedenkschrift zu Ehren von Dieter Wyss.* Würzburg: Königshausen & Neumann, S. 255.

leidvollen Erfahrungen wie Trauer vorwirft, soll im Folgenden der logotherapeutische bzw. existenzanalytische Umgang mit Trauer an zwei Fallbeispielen illustriert werden. Der Vorwurf Längles ist durchaus schwerwiegend: Denn der Verweis auf einen solchen Übersinn würde in der Therapie etwa darauf hinauslaufen, dass eine um ihr verstorbenes Kind trauernde Mutter mit dem Argument „vertröstet“ würde, dass in allem ein versteckter Sinn verborgen sei, somit auch in dem Tod ihres Kindes. Von „rationalistischer Gefühlskälte“ auf Seiten des Psychotherapeuten kann in einem solchen Szenario durchaus die Rede sein. Allerdings entspricht ein solches Vorgehen keineswegs der Logotherapie. Um den genuin logotherapeutischen Umgang mit einer Trauerreaktion aufzuzeigen, bietet sich eine von Frankl beschriebene Begegnung mit einem Patienten an, der das Gespräch suchte, weil er auch ein Jahr nach dem Tod seiner Frau in tiefer Trauer war[247]. Dieses Fallbeispiel veranschaulicht den für die Logotherapie typischen Einsatz des sokratischen Dialoges, einer Gesprächsmethode, bei der durch gezieltes Fragen das Gegenüber selbst zu einer Lösung oder Erkenntnis gelangen soll. Dieses sokratisch-fragende Vorgehen ist – entgegen dem Vorwurf einer rationalisierenden, moralisierenden Begegnung – charakteristisch für die logotherapeutische Praxis. In diesem Gesprächsstil stellt Frankl dem Patienten die Frage, ob er schon einmal darüber nachgedacht habe, was passiert wäre, wenn er selbst vor seiner Frau gestorben wäre. Dieser zögerte keine Sekunde, ehe er antwortet, das sei gar nicht auszudenken, denn seine Frau wäre völlig verzweifelt gewesen. Durch eine einzige Frage konnte die Aufmerksamkeit des Mannes – ein Jahr nach dem Verlust seiner Partnerin – über ihn selbst hinaus auf seine geliebte Frau gerichtet werden. Anstelle des eigenen Leides

247 Frankl, V.E. (1985). *Der Mensch vor der Frage nach dem Sinn.* München: Piper.

rückte für einen Moment die Liebe, die der geliebten Person Schmerz ersparen möchte, in den Vordergrund. Dadurch verschwindet das eigene Leid natürlich nicht immer, nicht sofort und nicht vollständig, aber es wird ein starkes Liebesmotiv erkannt, das es ermöglicht, diesen Schmerz auf sich zu nehmen – der geliebten Person zuliebe. Weder der Verweis auf einen religiösen Übersinn noch Gefühlskälte sind dieser Begegnung zu entnehmen. Vielmehr verdeutlicht dieses Fallbeispiel, wie wichtig das Einnehmen eines selbsttranszendenten Blickes für die psychische Stabilisierung ist, und dass die Selbsttranszendenz durch behutsames Fragen im Stil des sokratischen Dialogs gefördert werden kann.

Demgegenüber postuliert die Existenzanalyse Längles – basierend auf der Stufenfolge der vier Grundmotivationen – ein *Modell zur schrittweisen Leidbewältigung*[248]. Wie das Motivationskonzept an sich die Beschäftigung mit der Sinnfrage erst nach der Erfüllung der ersten drei Motivationen in Betracht zieht, wird auch im Modell zur Leidbewältigung auf die Frage nach einem möglichen Sinn im oder trotz des Leides erst dann eingegangen, wenn die ersten drei Grundbedingungen erfüllt sind. Konkret bedeutet dies: Bevor eine selbsttranszendente Sichtweise und die Beschäftigung mit der Sinnfrage möglich sind, muss man das Gegebene *annehmen* können, wieder *leben mögen* und *sich selbst wiederfinden*[249]. Dies begründet Längle damit, dass die Beschäftigung mit der Sinnthematik „das eigene Problem sogar verschleiern kann", was anhand des folgenden Fallbeispiels verdeutlicht werden soll:

---

248 Längle, A. (2009). Warum wir leiden. Verständnis, Umgang und Behandlung aus existenzanalytischer Sicht. In: *Existenzanalyse. Palliativarbeit Sinn und Glück. 26*(1), S. 26.

249 Längle, A. (2009). Warum wir leiden. Verständnis, Umgang und Behandlung aus existenzanalytischer Sicht. In: *Existenzanalyse. Palliativarbeit Sinn und Glück. 26*(1).

> Ein Elternpaar verliert die Tochter am Tag ihres 21. Geburtstages durch einen Autounfall auf der vereisten Straße. Sie haben noch einen zwei Jahre jüngeren Sohn. Die Tochter hat im elterlichen Familienbetrieb mitgearbeitet, war die Hoffnung des Vaters und galt bereits als die designierte Nachfolgerin der Eltern im Kleinunternehmen. Sie war sehr lieb und hilfsbereit, zuvorkommend, geschickt, bei allen beliebt. Die Eltern hatten sich auf eine Zukunft mit ihr gefreut und entsprechend alles vorbereitet. Sie waren bereits auf eine Familie mit Enkeln eingestellt, die in der unmittelbaren Nachbarschaft wohnen sollte. Nun dieser schmerzliche Verlust, der mit dem Leben der Tochter auch ihr *Leben zunichte* machte. Während die Mutter nach einem halben Jahr langsam aus dem betäubenden Schock aufwachte, verharrte der Vater in einer passiven Resignation. Für ihn hatte alles keinen Sinn mehr. Wofür noch arbeiten? Wofür noch leben? Es gab keine erstrebenswerte Zukunft mehr für ihn, so empfand und meinte er. Weder sein Glaube noch seine Familie und Frau, weder seine jungen Jahre (er war gerade fünfzig), noch seine Arbeit und die Kunden, weder seine Hobbies noch sein Innenleben hatten noch eine Bedeutung für ihn. Zu sehr schmerzte der Verlust[250].

Es steht außer Frage, dass der Verlust eines Kindes für Eltern einen immensen Schicksalsschlag und Schmerz darstellt. Den Tod des Kindes zu verarbeiten dauert oft ein Leben lang. Er erfordert eine neue Definition der Rollen und des Elternseins, häufig auch eine Neuausrichtung, um wieder Sinn im Leben zu finden, und *trotz* des Verlusts, so schmerzhaft er auch ist und so unverständlich er wohl immer bleiben wird, weiterzuleben. Insbesondere der Vater der verstorbenen Tochter stellte sich bzw. dem Leben infolge dieses tragischen Schicksalsschlags solche existentiellen Fra-

---

250 Längle, A. (2009). Warum wir leiden. Verständnis, Umgang und Behandlung aus existenzanalytischer Sicht. In: *Existenzanalyse. Palliativarbeit Sinn und Glück. 26*(1), S. 25.

gen: *Wofür noch arbeiten? Wofür noch leben?* Sämtliche Werte (Familie, Beruf, Glaube, Hobbies) schienen durch den Verlust der Tochter entwertet. Nichts hatte mehr eine Bedeutung für ihn. Dieses Fallbeispiels verdeutlicht, mit welcher Drastik ein schwerer Schicksalsschlag die Frage nach dem Sinn aufzuwerfen vermag. Denn auch wenn der *Wille zum Sinn* im Zentrum des logotherapeutischen Motivationskonzepts steht, verhält es sich im Alltag mit Sinnerfüllung ähnlich wie mit der Luft: Obwohl er lebensnotwendig ist, bemerkt man ihn meistens erst mit dem Fehlen[251]. Umso erstaunlicher ist es daher aus logotherapeutischer Perspektive, wenn in Bezug auf dieses tragische Fallbeispiel von Längle festgehalten wird:

> Wenn die Verhältnisse so liegen, wenn wir also eine so reiche Welt bei einem Menschen sehen, in der ein Mensch steht, aber an ihr nicht mehr teilhaben kann, dann mangelt es an den ersten drei Grundbedingungen der Existenz.[252]

Ohne Zweifel konnte der Vater in dem Fallbeispiel den Tod seiner Tochter noch nicht *annehmen*, konnte das Leben zu diesem Zeitpunkt auch nicht *mögen* und hatte sich durch das verlorene Interesse an seiner Familie, seinem Beruf, seinen Hobbies und dem Verlust seines Glaubens gewissermaßen *von sich selbst entfremdet*. Kein Logotherapeut würde anzweifeln, dass die Annahme des Schicksals eine wichtige Bedingung ist, um in späterer Folge einmal wieder zu Lebensfreude und sich selbst finden zu können. Aber steht und fällt all dies nicht mit der Sinnfrage? Demnach ist der Ansatzpunkt im Umgang mit Leid jeweils ein ganz anderer.

---

251 Lukas, E. (2014). *Quellen sinnvollen Lebens: Woraus wir Kraft schöpfen können*. München: Verlag Neue Stadt.

252 Längle, A. (2009). Warum wir leiden. Verständnis, Umgang und Behandlung aus existenzanalytischer Sicht. In: *Existenzanalyse. Palliativarbeit Sinn und Glück, 26*(1), S. 25.

Denn die Logotherapie geht davon aus, dass das Annehmen von Leid und das Wiederfinden von Lebensfreude gerade durch den Prozess der Sinnfindung bzw. durch die Einnahme eines selbsttranszendenten Blickes erreicht werden kann. Tatsächlich legt die Trauerforschung nahe, dass die übermäßige Fixierung auf sich selbst und das eigene Innenleben die Bewältigung von problematischen Trauerverläufen oftmals sogar erschwert[253].

Demgegenüber fokussiert die Existenzanalyse auch im Umgang mit Leid das emotionale Innenleben und somit nicht den selbsttranszendenten Blick über das Leid hinaus. Während im logotherapeutischen Vorgehen durch sokratisches Fragen der Blick nach einer Phase der emotionalen Verarbeitung behutsam auf einen Wert gerichtet wird (am Beispiel des trauernden Mannes: auf seine geliebte Frau und das, was er trotz ihres Todes immer noch für sie tun kann), verstärkt das existenzanalytische Modell der schrittweisen Leidbewältigung durch emotions- und erlebnisbezogene Fragen den Fokus auf das subjektive Innenleben. Aus der existenzanalytischen Perspektive ermöglicht die Selbsttranszendenz folglich nicht den Weg aus dem Leid, sondern ist erst dann möglich, wenn die Person durch Fragen wie „Kann ich das überhaupt aushalten und ertragen?“, „Welche Gefühle macht mir dieses Leid? Tut es sehr weh?“, „*Mag* ich leben, auch mit ihnen?“, „Vielleicht kann ich mit der

---

253 Le, T.N. (2011). Life satisfaction, openness value, self-transcendence, and wisdom. *Journal of Happiness Studies*, *12*, 171–182; Joffrion, L.P., & Douglas, D. (1994). Grief resolution: facilitating self-transcendence in the bereaved. *Journal of psychosocial nursing and mental health services*, *32*(3), 13–19; Pfost, K.S., Stevens, M.J., & Wessels, A.B. (1989). Relationship of purpose in life to grief experiences in response to the death of a significant other. *Death Studies*, *13*(4), 371–378; Lang A., Goulet, C., Aita, M., V., Giguère, V., H., Lamarre, H., E. Perreault, E. (2001). Weathering the storm of perinatal bereavement via hardiness. *Death Studies*, *25*(6), 497–512.

Zeit fühlen, wie mich diese Gefühle mir nahe bringen, meine Beziehung zu mir vertiefen?" wieder offener und fähiger wird für den Sinn der Situation[254].

Der Kreis schließt sich vom Motivationskonzept und dem Sinnbegriff zurück zum Menschenbild, wenn wir uns vor Augen führen, dass der gegenüber der originären Logotherapie veränderte Zugang in der Bewältigung von Leiderfahrungen nicht nur mit den unterschiedlichen Motivationskonzepten und Sinnbegriffen der beiden Psychotherapieschulen zusammenhängt, sondern auch mit ihrem unterschiedlichen Menschenbild:

> Die psychischen Kräfte geben den geistigen Akten des Menschen eine vitale Kraft und üben so unter Umständen einen starken Einfluss auf sie aus, sodass sie ihre Qualität und Inhalte auch beeinflussen können. Je weniger Vitalkraft zur Verfügung steht, desto kleiner wird der Horizont der geistigen Welt (z.B. bei Krankheit).[255]

Im Umkehrschluss würde dies bedeuten, dass mit krankheits- oder altersbedingtem Kräfteverlust die Bedeutung der geistigen Dimension nachlässt, und die Logotherapie – als eine schwerpunktmäßig in der geistigen Dimension ansetzende Form der Psychotherapie – für die Begleitung von Menschen mit schweren Erkrankungen oder am Lebensende daher wenig geeignet ist. Das widerspricht jedoch aktuellen Erkenntnissen im Bereich der Psychoonkologie und der Palliativmedizin, denn diese deuten darauf hin, dass schwerkranke Menschen insbesondere von einer therapeutischen Unterstützung profitieren, die *nicht* das subjektive Erleben und Empfinden als primären Ansatzpunkt wählt.

---

254 Längle, A. (2009). Warum wir leiden. Verständnis, Umgang und Behandlung aus existenzanalytischer Sicht. In: *Existenzanalyse. Palliativarbeit Sinn und Glück.* 26 (1), S. 25.

255 Längle, A. (2016). *Lehrbuch zur Existenzanalyse: Grundlagen.* Facultas Verlags- und Buchhandels AG, S. 209.

In diesem Zusammenhang wurde etwa an dem US-amerikanischen Krebsforschungszentrum National Cancer Institute (NCI) eine auf der Logotherapie Frankls basierende psychotherapeutische Intervention entwickelt: die sinnzentrierte Psychotherapie, kurz MCP (org.: Meaning-Centered Psychotherapy)[256]. Die Grundlage für die Entwicklung dieser Behandlungsform bildeten jahrzehntelange Erfahrungen mit tausenden schwerkranken Patienten. Die zentrale Erkenntnis war dabei, dass es für den Lebenswillen, den Mut und die Hoffnung wesentlich ist, Sinn im Leben zu sehen und zu finden. Patienten, die so einen Sinn sehen, zeigen deutlich geringere Symptome von Depressionen und Hoffnungslosigkeit, äußern weitaus seltener den Wunsch nach einem vorzeitigen Tod und beschreiben weniger Suizidgedanken – trotz der schweren Erkrankung. Die MCP wurde daher mit dem Ziel entwickelt, Patienten, die von einer fortgeschrittenen Krebserkrankung betroffen sind, dabei zu helfen, Sinn in ihrem Leben zu finden – sogar angesichts des sich nähernden Lebensendes. Vor der Entwicklung der MCP wurde zwar bereits psychotherapeutische Unterstützung in der Psychoonkologie und der Palliativmedizin angeboten, diese Interventionsformen hatten jedoch einen anderen Schwerpunkt. Vor dem Hintergrund dieser wesentlich in der psychischen Dimension ansetzenden Methoden entstand – so der Begründer der MCP – zunehmend der Wunsch nach einer „ambitionierteren Interventionsform“ in der Begleitung schwerkranker Patienten[257]. So wurde die MCP zunächst als Gruppentherapie entwickelt und anschließend für das Einzelsetting adaptiert. In den

256 Breitbart, W., & Applebaum, A. (2011). Meaning-centered group psychotherapy. *Handbook of psychotherapy in cancer care*, 137–148.

257 Breitbart, W. (2015). Potential power of meaning-centered group psychotherapy in patients with advanced cancer. *The Asco Post*, *6*(9), 1304–1309.

folgenden Jahren hielt sie zudem in angepasster Form in die Unterstützung Angehöriger[258] und trauernder Eltern[259] Einzug. Tatsächlich sprechen Forschungsarbeiten zur Wirksamkeit der MCP für den Einbezug der „existentiellen Dimension" auch und gerade in der Begleitung Schwerkranker. Wie in einer Studie an 253 schwerkranken Krebspatienten gezeigt wurde, können durch den Einsatz der MCP depressive Symptome, Hoffnungslosigkeit, körperliches Unwohlsein und der Wunsch nach einer Beendigung des Lebens signifikant reduziert und die subjektive Lebensqualität signifikant gesteigert werden. Und nicht nur das: Die Effekte der achtwöchigen MCP wurden mit denen einer Kontrollgruppe verglichen, die zeitgleich eine supportive Therapie absolvierte, welche primär das Teilen subjektiver Erfahrungen, Empfindungen, Gefühle und Gedanken zum Inhalt hatte. In sämtlichen beschriebenen Variablen erwies sich die MCT dem supportiven Ansatz gegenüber als signifikant effektiver[260].

Abschließend ist festzuhalten, dass dieselbe Widersprüchlichkeit innerhalb der existenzanalytischen Literatur, die am Beispiel des Menschenbildes aufgezeigt wurde, auch in Bezug auf den Sinnbegriff zu finden ist. So gibt Längle zuweilen selbst zu erkennen, dass das existenzanalytische

---

258 Applebaum, A., Kulikowski, J., & Breitbart, W. (2015). Meaning-Centered Psychotherapy for Cancer Caregivers (MCP-C): Rationale and Overview. *Palliative & Supportive Care, 13*(6), 1631–1641.

259 Lichtenthal, W.G., & Breitbart, W. (2015). The central role of meaning in adjustment to the loss of a child to cancer: Implications for the development of meaning-centered grief therapy. *Current opinion in supportive and palliative care*, *9*(1), 46–51.

260 Breitbart, W., Rosenfeld, B., Pessin, H., Applebaum, A., Kulikowski, J., & Lichtenthal, W.G. (2015). Meaning-centered group psychotherapy: an effective intervention for improving psychological well-being in patients with advanced cancer. *Journal of clinical oncology*, *33*(7), 749–754.

Sinnkonzept gerade angesichts existentieller Belastungen wie der Sterblichkeit und dem Tod kein besonders tragfähiges Konzept darstellt. Es ist daher wenig überraschend, dass insbesondere in Bezug auf diese herausfordernden existentiellen Themen kein klarer Standpunkt konsequent beibehalten werden kann. Somit stolpert man zuweilen auch in der existenzanalytischen Literatur über Passagen, in denen das zuvor so scharf kritisierte und als für die Psychotherapie unbrauchbar dargestellte Konzept eines objektiven Sinns sogar von Längle selbst als notwendig anerkannt wird:

> Der verdrängte Tod aber macht seinerseits das Leben erst recht sinnunmöglich. Es fehlte die Notwendigkeit, sich jetzt für einen Wert einzusetzen – ohne Tod hätten wir ewig Zeit. Der Nichtigkeit unseres Daseins, unserer Ver-Nichtung, können wir nur dadurch entgehen, dass wir ein „Wofür" zu leben haben. Wenn es aber ein existentielles, tragfähiges und erfüllendes „Wofür" sein soll, dann kann es niemals gemacht oder von einem selbst konstruiert werden. *Sinn, der wirklich durch das Leben tragen kann, solcher Sinn muss gegeben sein, vorliegen, wahrgenommen, gefunden werden und kann nicht von mir erfunden oder erschaffen werden* [Hervorhebung AK].[261]

261 Längle, A (2007). Vergänglichkeit, Sinn und die Angst vor dem Sterben. In: Jehle, F.J. (Hrsg.). *Wenn der Atem leiser wird. Leitfaden für den Umgang mit Menschen in Grenzsituationen*. Vaduz: Verlag Ruppen-Hospizbewegung Liechtenstein, S. 7.

# Schlussfolgerungen und Ausblick

Es war zu keinem Zeitpunkt die Intention der Autoren, mit diesem Buch einen „Grabenkampf" zwischen der Logotherapie nach Frankl und der Existenzanalyse nach Längle zu initiieren oder fortzuführen. Unser primäres Anliegen war es vielmehr, die in wesentlichen Aspekten deutlich voneinander abweichenden Standpunkte der beiden Psychotherapieschulen sichtbar zu machen. Dass dieser Text ausschließlich aus der Perspektive der originären Logotherapie verfasst wurde, mag zu kritisieren sein, allerdings bestätigt unsere Übersicht durchwegs, was mehrere Jahre zuvor von der Existenzanalytikerin Claudia Reitinger nach einer detaillierten Gegenüberstellung der Anthropologie der Logotherapie nach Frankl und der Existenzanalyse nach Längle festgehalten wurde:

> [...] dass es sich bei der Anthropologie der Logotherapie und der Existenzanalyse um zwei verschiedene Theorien handelt und die Veränderungen innerhalb der Existenzanalyse gegenüber der Logotherapie nicht als Erweiterungen Letzterer verstanden werden können, da sie in diese nicht integrierbar sind. Deutlich wurde dabei, dass sich die Logotherapie und die Existenzanalyse schon in ihren zentralen Grundannahmen voneinander unterscheiden und dass sich durch die Verschiebung der metaphysischen/ontologischen Annahmen auch die Bedeutung der zentralen Begriffe ändert.[262]

---

262 Reitinger, C. (2018). *Zur Anthropologie von Logotherapie und Existenzanalyse: Viktor Frankl und Alfried Längle im philosophischen Vergleich.* Wiesbaden: Springer, S. 239.

Nach der von uns vorgenommenen Gegenüberstellung teilen wir Reitingers Einschätzung, dass es sich bei der Logotherapie nach Frankl und der Existenzanalyse nach Längle um zwei verschiedene, trotz ihrer (oftmals irritierenden) nominellen Ähnlichkeiten *nicht* kompatible Konzepte handelt. Es ist vor diesem Hintergrund schwer nachvollziehbar, wenn etwa in der anlässlich seines 70. Geburtstages dem früheren Vorstandsvorsitzenden, nunmehr Ehrenmitglied der GLE, Alfried Längle, gewidmeten Ausgabe der Zeitschrift „Existenzanalyse" zu lesen ist:

> [… ] Aufbauend auf Viktor E. Frankls Logotherapie und Existenzanalyse hat Längle durch seine zahlreichen Publikationen, Vorträge und Seminare die theoretischen Grundlagen derart weiterentwickelt, dass es nicht zu hoch gegriffen ist, die moderne Existenzanalyse gegenüber Frankls Erbe als eigenständige psychotherapeutische Theorie und Praxis zu verstehen. Die Neuerungen sind nicht nur der Effekt des Stehens auf Schultern des Vorgängers, um das Bild Frankls zu verwenden, sondern das Ergebnis der Entwicklung, in der auch manche Fundamente neu gelegt wurden.[263]

Dazu sind zwei Dinge anzumerken. Zunächst ist festzuhalten, dass *sowohl* die Existenzanalyse nach Längle als auch die originäre Logotherapie nach Frankl in Österreich offiziell als Psychotherapieschule anerkannt sind. Korrekt ist, dass sich die moderne Existenzanalyse durch die Weiterentwicklung Längles inhaltlich so weit von Frankls Theorie entfernt hat, dass sie jedenfalls als eigenständige psychotherapeutische Schule betrachtet werden kann und muss. Doch wenngleich immer wieder die Abgrenzung von Frankl und seiner Psychotherapieschule betont wird, und die Eigenständigkeit „gegenüber Frankls Erbe" selbstbewusst betont wird – die bereits von Reitinger thematisierten Widersprüche

263 Bauer, E.J. (2021). Editorial. *Existenzanalyse*, *38*(1), S. 3.

innerhalb der existenzanalytischen Theorie und das Festhalten an Begriffen der originären Logotherapie (auch wenn diese in ihrer Bedeutung verändert werden) verdeutlichen, dass der letzte Schritt in Richtung Eigenständigkeit noch nicht vollzogen wurde. Dies äußert sich – neben dem Festhalten an der offiziellen Namensgebung – etwa in der bereits angeführten Übernahme des Konzepts der kopernikanischen Wende, das als „existenzanalytisches Basistheorem" gelegentlich ohne Quellenverweis Einzug in das existenzanalytische Gedankengebäude gefunden hat, oder in der Bemerkung, dass die Existenzanalyse nach Längle

> im Unterschied zu praktisch allen anderen Psychotherapierichtungen […] eine geistige Dimension im Menschen (beschreibt), die über die gängigen Dimensionen Körper und Psyche hinausreicht.[264]

Wenn Frankl sich als ein auf den Schultern eines Riesen stehenden Zwerg verstand, erkannte er damit die Bedeutung der Psychoanalyse und Freuds als „Riese" allemal an[265]. Folglich zollte der „Zwerg" Frankl dem „Riesen" auch genug Respekt, um – nachdem er auf dessen Schulter geklettert war – seiner nunmehr erweiterten Perspektive einen eigenen Namen zu verleihen, und diese nicht – einen Etikettenschwindel in Kauf nehmend oder gar bewusst anstrebend – als „Psychoanalyse nach Frankl" zu bezeichnen. Wie in Teil I dieses Buches bereits angemerkt wurde, bezieht sich unsere Kritik an der Existenzanalyse primär auf diese – durch die nach wie vor bestehende ähnliche Terminologie – mangelnde Transparenz und Abgrenzung.

---

264 Längle, A. (2021). *Existenzanalyse und Logotherapie*. Stuttgart: Kohlhammer Verlag, S. 33.

265 Frankl, V.E. (2014). *Ärztliche Seelsorge: Grundlagen der Logotherapie und Existenzanalyse*. München: Deutscher Taschenbuch Verlag, S. 22.

Darüber hinaus besteht aus logotherapeutischer Perspektive durchaus Zweifel daran, dass die Existenzanalyse gegenüber der originären Logotherapie – angelehnt an das Bildnis des auf den Schultern des Riesen stehenden Zwerges – tatsächlich „mehr sieht". Insgesamt stellt sich vor dem Hintergrund der vorgenommenen Gegenüberstellung nämlich die Frage, ob es sich bei der Existenzanalyse nicht in Teilen um einen Rückfall in jenen Psychologismus handelt, den zu überkommen Frankl als „das Vorhaben und eigentliche Anliegen der von uns geforderten Logotherapie" betrachtete[266]. Das Problem des Psychologismus, so Frankl, liege darin, dass dieser „ebenso wertblind ist wie geistblind".[267] Um den Psychologismus innerhalb der Psychotherapie zu überwinden, bedürfe es folglich zweier „Sehkorrekturen": Einerseits ist es essentiell, die geistige Person in ihrer Existentialität zu sehen, d. h. in ihrer – im Gegensatz zur körperlichen und psychischen Dimension – *Fakultativität*: Menschsein ist „entscheidendes Sein"[268], ist „zutiefst und zuletzt Verantwortlich-sein"[269] und „mehr als bloßes Frei-sein".[270] Die geistige Person ist sinnorientiert und wertstrebig[271]. Andererseits erforderte die Werteblindheit des Psychologismus

---

266 Frankl, V.E. (2014). *Ärztliche Seelsorge: Grundlagen der Logotherapie und Existenzanalyse*. München: Deutscher Taschenbuch Verlag, S. 46.

267 Frankl, V.E. (2005). *Der leidende Mensch. Anthropologische Grundlagen der Psychotherapie.* Bern: Hans Huber, S. 170.

268 Frankl, V.E. (2014). *Ärztliche Seelsorge: Grundlagen der Logotherapie und Existenzanalyse*. München: Deutscher Taschenbuch Verlag, S. 335.

269 Ibd.

270 Ibd.

271 Frankl, V.E. (2014). *Ärztliche Seelsorge: Grundlagen der Logotherapie und Existenzanalyse*. München: Deutscher Taschenbuch Verlag.

„eine Rückbesinnung auf die Wertewelt, auf den Kosmos der Werte – eine Rückbesinnung auf den Logos“[272].

Dass eine Psychotherapieschule wie die Logotherapie, die das objektive Vorhandensein von Werten und Sinn betont, die im zunehmenden Traditionsverlust eine Ursache für Orientierungslosigkeit, innere Leere, Substanzmissbrauch, Aggressionen, Depressionen und anderes psychisches Leid erkennt; die die innere Freiheit des Menschen gerade *nicht* im unreflektierten Nachgehen seiner eigenen Triebe sieht; und die das heilsame *Absehen* vom eigenen Selbst als wesentliche Grundlage für psychische Gesundheit betrachtet – dass eine solche Psychotherapieschule in bzw. ab der zweiten Hälfte des 20. Jahrhunderts als „modernisierungsbedürftig“ betrachtet wurde, erscheint wenig verwunderlich. Doch möglicherweise können manche Aspekte der Logotherapie, die geradezu in Opposition zum gegenwärtigen Zeitgeist zu stehen scheinen, eine Art heilsames Korrektiv darstellen – wodurch die Logotherapie nicht als überholte, sondern viel mehr als hochaktuelle Form der Psychotherapie betrachtet werden kann.

Terroranschläge versetzten in den letzten Jahren weltweit Menschen in Schock, verursachten Angst und Unsicherheit. Die Anzahl der durch Terroranschläge getöteten Personen fand im Jahr 2018 mit knapp 33.000 Personen ihren tragischen Höhepunkt.[273] Der 2001 von den Vereinigten Staaten eingeleitete „Krieg gegen den Terror“ wiederum forderte fast eine Million Menschenleben. Der Ausbruch der Covid 19-Pandemie im Jahr 2020 und ihre Folgen waren und sind auf gesellschaftlicher wie auf individueller Ebene gravierend. Mit der Eskalation des Ukraine-Russland-

---

272 Frankl, V.E. (2005). *Der leidende Mensch. Anthropologische Grundlagen der Psychotherapie.* Bern: Hans Huber, S. 171

273 https://de.statista.com/statistik/daten/studie/380949/umfrage/getoetete-personen-durch- terroranschlaege-weltweit/

Konflikts im Jahr 2022 brach in Europa ein Krieg in einer dramatischen Größenordnung aus. Spannungen innerhalb der großen westlichen Demokratien und die Angst vor den Folgen des Klimawandels führen bei vielen Menschen zu einer pessimistischen, sorgenvollen Lebenseinstellung. Die Orientierungslosigkeit, die Frankl bereits im 20. Jahrhundert als ein weit verbreitetes Problem beschrieb, und die er insbesondere mit dem Wegfall von richtungsweisenden Traditionen in Zusammenhang brachte, hat durch den weitgehenden Verlust einer gemeinsamen Wertegrundlage und die damit einhergehende Fragmentierung innerhalb Europas in den letzten Jahren möglicherweise sogar noch zugenommen.[274]

Es ist offensichtlich, dass gewaltige gesellschaftliche Herausforderungen auf die Welt zukommen, die im schlimmsten Fall das Potential einer globalen Katastrophe in sich bergen. Um diese Herausforderungen meistern zu können, ist es von zentraler Bedeutung, dass Menschen sich ihres Mitgestaltungspotenzials, ihrer inneren Freiheit und ihrer Verantwortung für sich selbst und ihre Umgebung bewusst werden, und sich dazu bereiterklären, diese Verantwortung zu übernehmen, weil es ein sinnvolles *Wofür* gibt – allen inneren oder äußeren Widerständen zum Trotz. Das Anliegen der Logotherapie ist es, den Menschen in all diesen Punkten zu stärken.

In einer Zeit, die so aus den Fugen geraten scheint, kommt der Orientierung am *Logos*, der über das subjektive Empfinden (die Bauchgefühle) hinausgeht, zentrale Bedeutung zu. Die Psychotherapie allein kann keine gesellschaftlichen Krisen lösen, aber ihr kommt gerade angesichts steigender Zahlen psychischer Erkrankungen und einer

---

274 Prisching, M. (2022). Wertewandel in der Zweiten Moderne. In: A. Kohl, S. Karner, W. Sobotka, B. Rausch & G. Ofner (Hrsg.), *Österreichisches Jahrbuch für Politik 2021*. Wien: Böhlau Verlag.

wachsenden Anzahl von hilfesuchenden Menschen auch in Zusammenhang mit globalen Bedrohungen eine große Verantwortung zu. Wenn die Psychotherapie – unabhängig von der jeweiligen Schule – über das Einzelindividuum hinausblickt und die Sehnsucht des Menschen nach einem sinnvollen Dasein aufgreift, und ihm zu einem Bewusstsein seiner inneren Freiheit und persönlichen Verantwortung verhilft, kann sie dazu beizutragen, dass der Mensch sich in seinem tiefsten Inneren gut *fühlt* – weil er weiß, dass er für etwas gut *ist*.

# Referenzen

Adams, N., Little, T.D., & Ryan, R.M. (2017). Self-determination theory. In Development of selfdetermination through the life-course (pp. 47–54). Dordrecht: Springer.

Alderfer, C.P. (1969). An empirical test of a new theory of human needs. Organizational Behavior and Human Decision Processes, 4(2), 142–175.

Ameli, M., & Dattilio, F.M. (2013). Enhancing cognitive behavior therapy with logotherapy: Techniques for clinical practice. Psychotherapy, 50(3), 387.

Ameli, M. (2016). Integrating logotherapy with cognitive behavior therapy: A worthy challenge. In Logotherapy and Existential Analysis: Proceedings of the Viktor Frankl Institute Vienna, Volume 1 (pp. 197–217). Springer International Publishing.

Ameli, M. (2016). Reason, meaning, and resilience in the treatment of depression: Logotherapy as a bridge between cognitive-behavior therapy and positive psychology. Clinical perspectives on meaning: Positive and existential psychotherapy, 223–244.

Ang, B., Horowitz, M., & Moncrieff, J. (2022). Is the chemical imbalance an 'urban legend'? An exploration of the status of the serotonin theory of depression in the scientific literature. SSM-Mental Health, 2, 100098.

Applebaum, A., Kulikowski, J., & Breitbart, W. (2015). Meaning-Centered Psychotherapy for Cancer Caregivers (MCP-C): Rationale and Overview. Palliative & Supportive Care, 13(6), 1631–1641.

Bartholomew, T.T., Gundel, B.E., Li, H., Joy, E.E., Kang, E., & Scheel, M.J. (2019). The meaning of therapists' hope for their clients: A phenomenological study. Journal of Counseling Psychology, 66(4), 496.

Batthyány, A. & Guttmann, D. (2005). Empirical research in logotherapy and meaning-oriented psychotherapy. Zeig, Tucker & Theisen.

Batthyány, A. & Levinson, J. (2005). Existential Psychotherapy of Meaning: A Handbook of Logotherapy and Existential Analysis. Phoenix, AZ: ZeigTucker.

Batthyány, D., & Zsok, O. (Eds.). (2005). Viktor Frankl und die Philosophie. Springer-Verlag.

Batthyány, A. (2011). Over thirty-five years later: Research in logotherapy since 1975. In V. Frankl (Ed.), Man's search for ultimate meaning (pp. 169–188). Rider.

Batthyány, A. & Russo-Netzer, P. (Eds.). (2014). Meaning in positive and existential psychology. New York, NY: Springer.

Batthyány, A. (2019). „... denn immer schon war die Person am Werk „Viktor Frankls Weg zur Logotherapie und Existenzanalyse. In Korsch (Hrsg.) (2019). Die heilende Kraft des Sinns: Viktor E. Frankl in philosophischer, theologischer und therapeutischer Betrachtung. München: Kohlhammer.

Batthyány, A. (2019). Zum heutigen Selbstverständnis der Logotherapie und Existenzanalyse. Ergebnisse zweier internationaler Umfragen. Mauren: Sommerhochschule des Viktor Frankl Lehrstuhls an der Internationalen Akademie für Philosophie, Fürstentum Liechtenstein.

Batthyány, A. & Lukas, E. (2020). Logotherapie und Existenzanalyse heute. Eine Standortbestimmung. Innsbruck: Tyrolia.

Batthyány, A. (2021). Recent studies on the clinical relevance and/or effectiveness of logotherapy and existential analysis (2015–2021). VFI Research Dept.

Batthyány, A. (2021). Viktor Frankl and the Shoah. Advancing the Debate. New York: Springer.

Bauer, E.J. (2021). Editorial. In: Existenzanalyse, 38(1), 3–4.

Baumeister, R.F., & Vohs, K.D. (2002). The pursuit of meaningfulness in life. In C.R., Snyder and S.J. Lopez (2002). (Hrsg.). Handbook of Positive Psychology. New York: Oxford University Press, S. 608.

Baumel, W.T., & Constantino, J.N. (2020). Implementing logotherapy in its second half-century: incorporating existential considerations into personalized treatment of adolescent de-

pression. Journal of the American Academy of Child and Adolescent Psychiatry, 59(9), 1012.
Berufskodex für Psychotherapeutinnen und Psychotherapeuten des Bundesministeriums für Soziales, Gesundheit, Pflege und Konsumentenschutz (BMSGKP) (2020).
Bilgrave, D.P., & Deluty, R.H. (2002). Religious beliefs and political ideologies as predictors of psychotherapeutic orientations of clinical and counseling psychologists. Psychotherapy: Theory, Research, Practice, Training, 39(3), 245.
Blonigen, D.M., Cucciare, M.A., Timko, C., Smith, J.S., Harnish, A., Kemp, L., et al. (2018). Study protocol: a hybrid effectiveness-implementation trial of Moral Reconation Therapy in the US Veterans Health Administration. BMC health services research, 18(1), 1–9.
Bojanowska, A., & Kaczmarek, Ł. D. (2022). How healthy and unhealthy values predict hedonic and eudaimonic well-being: Dissecting value-related beliefs and behaviours. Journal of happiness studies, 23(1), 211–231.
Bonelli, R.M. (2014). Perfektionismus: Wenn das Soll zum Muss wird. München: Pattloch.
Bonelli, R. (2022). Bauchgefühle: Wie sie entstehen. Was sie uns sagen. Wie wir se nützen. Wien: edition a.
Bonelli, R.M. (2024). Die Kunst des Ankommens. Wie wir unseren Platz im Leben finden. Wien: edition a.
Braakmann, D. (2014). Historical paths in psychotherapy research. In Psychotherapy research: Foundations, process, and outcome (pp. 39–65). Vienna: Springer Vienna.
Breitbart, W., & Applebaum, A. (2011). Meaning-centered group psychotherapy. Handbook of psychotherapy in cancer care, 137–148.
Breitbart, W. (2015). Potential power of meaning-centered group psychotherapy in patients with advanced cancer. The Asco Post, 6(9), 1304–1309.
Breitbart, W., Rosenfeld, B., Pessin, H., Applebaum, A., Kulikowski, J., & Lichtenthal, W. G. (2015). Meaning-centered group psychotherapy: an effective intervention for improving psychological well-being in patients with advanced cancer. Journal of clinical oncology, 33(7), 749–754.

Breyer, T. (2011). Introspektion und Reflexion. Zur Vermeidung eines gängigen Missverständnisses. In Attentionalität und Intentionalität (pp. 87–89). Brill.

Bühler, K.E. (1993). Gemeinsamkeiten und Unterschiede von Daseinsanalyse und Psychoanalyse. Fortschritte der Neurologie· Psychiatrie, 61(12), 401–409.

Carducci, B.J. (2020). Maslow's hierarchy of needs. The Wiley encyclopedia of personality and individual differences: Models and theories, 269–273.

Chartrand, T.L., & Lakin, J.L. (2013). The antecedents and consequences of human behavioral mimicry. Annual review of psychology, 64(1), 285–308.

Constantino, M.J., Boswell, J.F., & Coyne, A.E. (2021). Patient, therapist, and relational factors. Bergin and Garfield's handbook of psychotherapy and behavior change, 225–262.

Courtois, S., & Arnsperger, I. (1997). Das Schwarzbuch des Kommunismus. Unterdrückung, Verbrechen und Terror. München: Piper.

Crameri, A., Tschuschke, V., Koemeda, M., Schulthess, P., & von Wyl, A. (2020). The therapists' training and their attitudes towards therapy as predictors of therapeutic interventions. Journal of Contemporary Psychotherapy, 50(1), 67–76.

Dawbarn, K.J., & McQuillan, P. (2020). From Better Access to better outcomes: Integrating logotherapy with Focused Psychological Strategies. Psychotherapy and Counselling Journal of Australia, 8(1).

Deci, E.L., & Ryan, R.M. (Eds.). (2004). Handbook of self-determination research. University Rochester Press.

Del Giacco, L., Anguera, M.T., & Salcuni, S. (2020). The action of verbal and non-verbal communication in the therapeutic alliance construction: a mixed methods approach to assess the initial interactions with depressed patients. Frontiers in psychology, 11, 234.

Denovan, A., Dagnall, N., & Lofthouse, G. (2019). Neuroticism and somatic complaints: concomitant effects of rumination and worry. Behavioural and cognitive psychotherapy, 47(4), 431–445.

Dittrich, K.A. (1988). Freud und Jung. Beziehungsdynamik und Bruch in ihrer Bedeutung für die psychoanalytische Bewegung und eine institutionelle Psychoanalyse. Psyche, 42(1), 19–43.

Fabry, D.D.S., Sheikh, A., & Selman, M. (2007). Logotherapy can enrich cognitive behavioral therapy practice. International Forum for Logotherapy, 30(2), 100–106.

Falahati, M., Shafiabady, A., Jajarmi, M., & Mohamadipoor, M. (2019). Effectiveness of acceptance and commitment therapy and logotherapy on marital satisfaction of veterans' spouses. Iranian Journal of War and Public Health, 11(3), 139–145.

Farhadi, M., Vaziri, S., & Pasandideh, M.M. (2021). Evaluation of effectiveness of mindfulness, logotherapy, and Schema therapy on stress, anxiety, and depression in patients with multiple sclerosis. Iranian Journal of Health Psychology, 4(2), 21–32.

Fava, G.A., & Rafanelli, C. (2019). Iatrogenic factors in psychopathology. Psychotherapy and psychosomatics, 88(3), 129–140.

Ferguson, L.M., & Wormith, J.S. (2013). A meta-analysis of moral reconation therapy. International Journal of Offender Therapy and Comparative Criminology, 57(9), 1076–1106.

Fink, S. (2013). Studien zur Phänomenologie 1930–1939 (Vol. 21). Springer-Verlag.

Flammer, P (2000). Die Überwindung aller Widersprüche: Das Krankheits- und Heilungsverständnis in der Esoterik am Beispiel von Thorwald Dethlefsen und Rüdiger Dahlke. Überarbeitete und erweiterte Fassung eines Vortrags an der Tagung vom 30.9.2000 an der Paulus-Akademie Zürich. Verein infoSekta, Zürich.

Frankl, V.E. (1926). Zur Psychologie des Intellektualismus. Internationale Zeitschrift für Individualpsychologie, 4, 1926,32.

Frankl, V.E. (1939). Philosophie und Psychotherapie. Zur Grundlegung einer Existenzanalyse. Schweizerische medizinische Wochenschrift.

Frankl, V.E. (1949). Über Lehrbarkeit und Lernbarkeit der Psychotherapie. Festschrift Zum 70. Geburtstag Von Professor Dr. Otto Pötzl. Innsbruck: Universitätsverlag Wagner.

Frankl, V.E. (1955). Pathologie des Zeitgeistes: Rundfunkvorträge über Seelenheilkunde. Wien: Deuticke Verlag
Frankl, V.E. (1962). Psychiatry and man's quest for meaning. Journal of Religion and Health, 93–103.
Frankl, V.E. (1965). The philosophical foundations of logotherapie. Universitas, 8(1), 171
Frankl, V.E. (1966). Logotherapy and existential analysis—a review. American Journal of Psychotherapy, 20(2), 252–260
Frankl, V.E. (1975). Anthropologische Grundlagen der Psychotherapie. Bern: Hans Huber
Frankl, V.E. & Fabry, J. B. (1978–1979). Aspects and prospects of logotherapy: A dialogue with Viktor Frankl. The International Forum for Logotherapy Journal of Search for Meaning, 2, 8–11.
Frankl, V.E. (1984): Die Begegnung der Individualpsychologie mit der Logotherapie, In: Reinelt, T. (1984). (Hrsg.): Beiträge zur Individualpsychologie, 3, München: Reinhardt.
Frankl, V.E. (1985). Theorie und Therapie der Neurosen: Einführung in Logotherapie und Existenzanalyse. München, Basel: Reinhardt.
Frankl, V.E. (1985). Der Mensch vor der Frage nach dem Sinn. München: Piper.
Frankl, V.E. (1991). Die Psychotherapie in der Praxis: eine kasuistische Einführung für Ärzte. München: Piper.
Frankl, V.E. (1991). Offener Brief. Bulletin der Gesellschaft für Logotherapie und Existenzanalyse, 8:2, 3.
Frankl, V.E. (1993). Aktennotiz. Wien: Viktor Frankl Archiv.
Frankl, V.E. (1997a). Der Wille zum Sinn. Ausgewählte Vorträge über Logotherapie. München: Piper.
Frankl, V.E. (1997b). Wie humanistisch ist die Humanistische Psychologie? In: Frankl, V.E. (1997). Der Wille zum Sinn. Ausgewählte Vorträge über Logotherapie. München: Piper, Anhang.
Frankl, V.E. (1997c). Der leidende Mensch. Anthropologische Grundlagen der Psychotherapie. Bern: Huber.
Frankl, V.E. (1997d). Ärztliche Seelsorge. Grundlagen der Logotherapie und Existenzanalyse. Frankfurt/Main: Fischer.

Frankl, V.E. (2002). Was nicht in meinen Büchern steht. Lebenserinnerungen. Weinheim/Basel: Beltz.
Frankl, V.E. (2005). Der leidende Mensch. Anthropologische Grundlagen der Psychotherapie. Bern: Hans Huber.
Frankl, V.E. (2007). Theorie und Therapie der Neurosen. Einführung in Logotherapie und Existenzanalyse. München: Ernst Reinhardt Verlag.
Frankl, V.E. (2010). Logotherapie und Existenzanalyse. Texte aus sechs Jahrzehnten. Weinheim: Beltz Verlag.
Frankl, V.E. (2011). Ärztliche Seelsorge. Erstfassung – ein Fragment. Wien. Stand: September 142. In V.E. Frankl. Ärztliche Seelsorge. Grundlagen der Logotherapie und Existenzanalyse. Und Vorarbeiten zu einer sinnorientierten Psychotherapie (Gesammelte Werke, Bd. 4, S. 67–153). Wien: Böhlau.
Frankl, V.E. (2014). Ärztliche Seelsorge: Grundlagen der Logotherapie und Existenzanalyse. München: Deutscher Taschenbuch Verlag.
Frankl, V.E. (2015). Das Leiden am sinnlosen Leben. Freiburg im Breisgau: Kreuz Verlag.
Frankl, V.E. (2015). Psychotherapie für den Alltag. Rundfunkvorträge über Seelenheilkunde. Freiburg im Breisgau: Kreuz Verlag.
Frankl, V.E. (2016). Der Wille zum Sinn. Bern: Hogrefe.
Frankl, V.E. (2017). Der Mensch vor der Frage nach dem Sinn. München: Piper.
Frankl, V.E. (2023). Sinn, Freiheit und Verantwortung. Weinheim: Beltz Verlag.
Freud, S. (1917). Eine Schwierigkeit der Psychoanalyse. Imago. Zeitschrift für Anwendung der Psychoanalyse auf die Geisteswissenschaften V.
Fukuda, K. (2014). Etiological classification of depression based on the enzymes of tryptophan metabolism. BMC psychiatry, 14, 1–8.
Galling-Stiehler, A., & Galling-Stiehler, A. (2017). Das Menschenbild der Psychoanalyse nach Sigmund Freud. Tagtraumhaftes Heldentum: Psychoanalytische Lesarten der Auftragskommunikation, 33–78.

García, E., & Di Paolo, E.A. (2018). Embodied coordination and psychotherapeutic outcome: Beyond direct mappings. Frontiers in psychology, 9, 1257.

Ge, B.H., & Yang, F. (2023). Transcending the self to transcend suffering. Frontiers in Psychology, 14, 1113965.

Gerhardinger, S. (2020). Risiken und Nebenwirkungen. In Entwicklung der Therapeutenpersönlichkeit (S. 125–131). Berlin/Heidelberg: Springer, Berlin.

Handlbauer, B. (2002). Die Freud-Adler-Kontroverse. München: Psychosozial-Verlag.

Hayes, S.C., Strosahl, K. D., Bunting, K., Twohig, M., & Wilson, K. G. (2004). What is acceptance and commitment therapy?. In A practical guide to acceptance and commitment therapy (pp. 3–29). Boston: Springer.

Hayes, S.C., Strosahl, K.D., & Wilson, K.G. (2009). Acceptance and commitment therapy. Washington, DC: American Psychological Association.

Henrion, R. (2004). Logoanalysis: For treatment of mood disorder due to medical condition. The International Forum for Logo therapy, 27, 3–8.

Henson, C., Truchot, D., & Canevello, A. (2021). What promotes post traumatic growth? A systematic review. European Journal of Trauma & Dissociation, 5(4), 100195.

Herzog, W., Nikendei, C., Friederich, H.C., Löwe, B., Jünger, J., Eich, W., & Zipfel, S. (2003). Internistische Psychosomatik. Psychotherapeut, 48(5), 348–356.

Høglend, P. (2004). Analysis of transference in psychodynamic psychotherapy: a review of empirical research. Canadian Journal of Psychoanalysis, 12(2), 279.

https://data-explorer.oecd.org/vis?pg=0&snb=2&tm=antidepressants&fc=Pharmaceutical &fs[0]=Measure %2C0%7CPharmaCPharmac%20consumption%23PH_CON%23&fs[1]=Pharmaceutical%2C2%7CTotal%23_T%23%7CNervous%20ssyste%23N%23%7CAntidepressants%23N06A%23&df[ds]=dsDisseminateFinalDMZ&df[id]=HEALTH_PHMC%40DF_KEY_INDIC&df[ag]=OECD.ELS.HD&df[vs]=1.0, letzter Zugriff: 13.03.2025.

https://de.statista.com/statistik/daten/studie/380949/umfrage/getoetete-personen-durch-terroranschlaege-weltweit/, letzter Zugriff: 13.03.2025.
https://www.existenzanalyse.org/existenzanalyse/existenzanalyse-einblick/, letzter Zugriff: 13.03.2025.
https://www.langenscheidt.com/presse/lost-ist-das-jugendwort-2020#:~:text=%22Lost%22%20ist%20das%20Jugendwort%202020,ahnungslos%2C%20unsicher%20oder%22unentschlossen%20ist., letzter Zugriff: 13.03.2025.
https://www.youngcapital.de/nachrichtenarchiv/junge-europaer-wollen-kein-top-gehalt-sondern-lieber-einen-interessanten-job, letzter Zugriff: 13.03.2025.
Hutchinson, G.T., & Chapman, B.P. (2005). Logotherapy-enhanced REBT: An integration of discovery and reason. Journal of contemporary psychotherapy, 35, 145–155.
Jennissen, S., Huber, J., Ditzen, B., & Dinger, U. (2024). Association between nonverbal synchrony, alliance, and outcome in psychotherapy: Systematic review and meta-analysis. Psychotherapy Research, 1–16.
Joffrion, L.P., & Douglas, D. (1994). Grief resolution: facilitating self-transcendence in the bereaved. Journal of psychosocial nursing and mental health services, 32(3), 13–19.
Kalender, A., & Pfeifer, E. (2024). Die Pathologie des Zeitgeistes und ihre kollektiven Fehlhaltungen. Psychotherapeutenjournal, 23(4), 385–392.
Klapprott, F., Kästner, D., Strauß, B., & Gumz, A. (2024). The role of prosody in therapists' speech: A scoping review. Clinical Psychology: Science and Practice 11:2.
Klug, G., Henrich, G., Kächele, H., Sandell, R., & Huber, D. (2008). Die Therapeutenvariable. Psychotherapeut, 53, 83–91.
Kolbe, C. (1993). Zur Entwicklung der Personalen Existenzanalyse. Wien: Tagungsbericht „Praxis der Personalen Existenzanalyse", S. 39ff.
Koole, S.L., & Tschacher, W. (2016). Synchrony in psychotherapy: A review and an integrative framework for the therapeutic alliance. Frontiers in psychology, 7, 862.

Korsch, D. (Hrsg.) (2019). Die heilende Kraft des Sinns: Viktor E. Frankl in philosophischer, theologischer und therapeutischer Betrachtung. München: Kohlhammer.

Kotchen, T.A. (1960). Existential mental health: An empirical approach. Journal of Individual Psychology, 16(2), 174.

Küchenhoff, J. (1994). Spezifitätsmodelle in der Psychosomatischen Medizin: Rückblick auf eine alte Kontroverse. Zeitschrift für Psychosomatische Medizin und Psychoanalyse, 236–248.

Künkel, F. (2000). Einführung in die Charakterkunde. Stuttgart: Hirzel

Lang A., Goulet, C., Aita, M., V., Giguère, V., H., Lamarre, H., E. Perreault, E. (2001). Weathering the storm of perinatal bereavement via hardiness. Death Studies, 25(6), 497–512.

Längle A. (1992) Selbsterfahrung im Kontext existenzanalytischer und logotherapeutischer Ausbildung. Bulletin der GLE 9, 1, 3–7.

Längle, A. (1996). Kritik, Bedeutung und Stellenwert der Selbsterfahrung in Logotherapie und Existenzanalyse. Psychotherapie Forum 4, (1996) 194–202.

Längle, A. (1998). Zur ontologischen und existentiellen Bestimmung von Sinn. Analyse und Weiterführung des logotherapeutischen Sinnverständnis. In: Csef, H. (Ed.). (1998). Sinnverlust und Sinnfindung in Gesundheit und Krankheit: Gedenkschrift zu Ehren von Dieter Wyss. Würzburg: Königshausen und Neumann.

Längle, S. (2003). Levels of operation for the application of existential-analytical methods. European Psychotherapy, 4(1), 77–92.

Längle. A. (2005). 20 Jahre GLE. Eine Geschichte. o.O.

Längle, A. (2005). Viktor Frankl zum 100. Psychotherapie Forum 2005:12.

Längle, A. (2007). Das Bewegende spüren Phänomenologie in der (existenzanalytischen) Praxis. Existenzanalyse, 24/2/2007, 17ff.

Längle, A. (2007). Frankl war sehr ängstlich. Interview. Wiener Zeitung, 24.08.2007.

Längle, A. (2007). Vergänglichkeit, Sinn und die Angst vor dem Sterben. In: Jehle, F.J. (Hrsg.). Wenn der Atem leiser wird. Leitfaden für den Umgang mit Menschen in Grenzsituationen. Vaduz: Verlag Ruppen-Hospizbewegung Liechtenstein, 89–111.

Längle, A. (2009). Das eingefleischte Selbst. Existenzanalyse, 26(2), 13–34Längle, A. (2009). Das eingefleischte Selbst. In: Existenzanalyse, 26 (2), 15ff.

Längle, A. (2009). Warum wir leiden. Verständnis, Umgang und Behandlung aus existenzanalytischer Sicht. Existenzanalyse, 26(1), 20–29.

Längle, A. (2016) Sich berühren lassen: Vom Zusammenspiel von Werten und Gefühlen in der existenziellen Psychotherapie. PPT-Persönlichkeitsstörungen: Theorie und Therapie, 20(2), 115–126.

Längle, A. (2016). Existenzanalyse: Existentielle Zugänge der Psychotherapie. Wien: Facultas.

Längle, A. (2016). Lehrbuch zur Existenzanalyse: Grundlagen. Wien: Facultas.

Längle, A. (2020). On the Collaboration between Viktor Frankl and Alfried Längle. https://youtu.be/UyPfdlyhub4?si=F1kL_O12LsYiAvNl

Längle, A. (2021). Für die Lieben gelebt. Interview. KirchenBlatt Vorarlberg, 25. März 2021.

Längle, A. (2021). Existenzanalyse und Logotherapie. Stuttgart: Kohlhammer Verlag.

Längle, S. (2015). Methode zur Praxis Hermeneutisch-Phänome nologischer Forschung, Existenzanalyse 32:2:2015.

Längle, S. (2021). Wie macht das der Mensch? Die Orientierung am subjektiven Erleben im Werk von Alfried Längle. Ein Beitrag zum 70. Geburtstag. Existenzanalyse, 1(41), 41–56.

Le, T.N. (2011). Life satisfaction, openness value, self-transcendence, and wisdom. Journal of Happiness Studies, 12, 171–182.

Lesmeister, R. (1993). Selbst und verlorenes Objekt. Überlegungen zur Trennungsgeschichte von Jung und Freud. Analytische Psychologie, 24(4), 262–287.

Lichtenthal, W.G., & Breitbart, W. (2015). The central role of meaning in adjustment to the loss of a child to cancer: Implications for the development of meaning-centered grief therapy. Current opinion in supportive and palliative care, 9(1), 46–51.

Lieberman, E.J. (1997). The Drive for Self: Alfred Adler and the Founding of Individual Psychology. Bulletin of the History of Medicine, 71(4), 738–739.

Little, G.L., & Robinson, K. D. (1988). Moral reconation therapy: A systematic step-by-step treatment system for treatment resistant clients. Psychological Reports, 62(1), 135–151.

Lukas, E. (1989). Psychologische Vorsorge. Krisenprävention und Innenweltschutz aus logotherapeutischer Sicht. Freiburg: Herder Verlag.

Lukas, E. (2014). Quellen sinnvollen Lebens: Woraus wir Kraft schöpfen können. München: Verlag Neue Stadt.

Lukas, E. (o. D.). Und Frankl hatte doch recht. Aus der modernen Depressionsforschung. Elisabeth Lukas Archiv.

Martínez, E. Y., & Flórez, I. A. (2015). Meaning-centered psychotherapy: A Socratic clinical practice. Journal of Contemporary Psychotherapy, 45(1), 37–48.

Maslow, A.H. (1954). Motivation and Personality. New York: Harpers.

Maslow, A.H. (1966). Comments on Dr. Frankl's paper. Journal of Humanistic Psychology, 6(2), 107–112.

Maslow, A. H. (1987). Motivation and personality. New York: Harpers.

Matuszak-Luss, K. (2012). Existenzanalyse und Logotherapie Basiscurriculum – Oktober 2012; AKH Wien (Folien zur VO).

McGovern, M. (2021). Psychotherapists' Lived Experience of Psychological Blind Spots: Findings from a Hermeneutic Phenomenological Enquiry. Journal of Counselling and Psychotherapy, 1995, 22.

Meier, I. (2012). Komplexe und Schemata-Ein Vergleich von Konzepten der Analytischen Psychologie nach CG Jung und der Schematherapie nach Jeffrey Young. Psychotherapie-Wissenschaft, 2(2), 95–102.

Monroy, M., & Keltner, D. (2023). Awe as a pathway to mental and physical health. Perspectives on psychological science, 18(2), 309–320.

Morán, J., Martínez, C., Tomicic, A., Pérez, J.C., Krause, M., Guzmán, M., ... & de la Cerda, C. (2016). Verbal and nonverbal expressions of mutual regulation in relevant episodes of psychotherapy. Studies in Psychology, 37(2–3), 548–579.

Negri, A., De Bei, F., Christian, C., & Rocco, D. (2022). Relationship between countertransference and emotional communication in the counselling process. Mediterranean Journal of Clinical Psychology, 10(3).

Obi-Nwosu, H., et al. (2019). Effects of logotherapy and Rational Emotive Behavior Therapy (REBT) on tendency to relapse among substance abusers. Practicum Psychologia, 2019, 9. Jg., Nr. 1.

Oishi, S. & Diener, E. (2014). Residents of poor nations have a greater sense of meaning in life than residents of wealthy nations. Psychological science, 25(2), 422–430.

Pfeifer, E. (2021). Logotherapy, existential analysis, music therapy: Theory and practice of meaning-oriented music therapy. The Arts in Psychotherapy, 72, 101730.

Pfost, K.S., Stevens, M.J., & Wessels, A.B. (1989). Relationship of purpose in life to grief experiences in response to the death of a significant other. Death Studies, 13(4), 371–378.

Presslich-Titscher, E. (2008). Der Psychoanalytiker Alfred Adler und das Selbstverständnis der heutigen Individualpsychologie. Zeitschrift für Individualpsychologie, 33(4), 394–404.

Prisching, M. (2022). Wertewandel in der Zweiten Moderne. In A. Kohl, S. Karner, W. Sobotka, B. Rausch & G. Ofner (Hrsg.), Österreichisches Jahrbuch für Politik 2021. Wien: Böhlau Verlag.

Ramseyer, F., & Tschacher, W. (2011). Nonverbal synchrony in psychotherapy: coordinated body movement reflects relationship quality and outcome. Journal of consulting and clinical psychology, 79(3), 284.

Ramseyer, F. T. (2020). Exploring the evolution of nonverbal synchrony in psychotherapy: The idiographic perspective provides a different picture. Psychotherapy Research, 30(5), 622–634.

Reinelt, T. (1984). (Hrsg.): Beiträge zur Individualpsychologie, 3, München: Reinhardt.

Reitinger, C. (2017). Anthropologisch-philosophische Grundannahmen von Logotherapie und Existenzanalyse – ein Vergleich. Existenzanalyse-Internationale Zeitschrift für Psychotherapie, Beratung und Coaching, 4–15.

Reitinger, C. (2018). Zur Anthropologie von Logotherapie und Existenzanalyse: Viktor Frankl und Alfried Längle im philosophischen Vergleich. Wiesbaden: Springer.

Reitinger, C. (2022). Zur Diversität der psychotherapeutischen Schulen unter besonderer Berücksichtigung der Existenzanalyse. In: Handbuch Menschenbilder. Wiesbaden: Springer Verlag.

Reker, G.T. (1994). Logotheory and logotherapy: Challenges, opportunities, and some empirical findings. In International Forum for Logotherapy (Vol. 17, No. 1, pp. 47–55).

Rocco, D., Pastore, M., Gennaro, A., Salvatore, S., Cozzolino, M., & Scorza, M. (2018). Beyond verbal behavior: An empirical analysis of speech rates in psychotherapy sessions. Frontiers in psychology, 9, 978.

Rogina, J. (2002). Logotherapeutic mastery of generalized anxiety disorder. The International Forum for Logotherapy, 25, 60–67.

Rogina, J. (2004). Treatment and interventions for narcissistic personality disorder. The International Forum for Logotherapy, 27, 28–33.

Rohr, W. (2009). Viktor E. Frankls Begriff des Logos: die Sonderstellung des Sinnes in Substanz-und Relationsontologie (Vol. 11). Alber.

Rojas, M., Méndez, A., & Watkins-Fassler, K. (2023). The hierarchy of needs empirical examination of Maslow's theory and lessons for development. World Development, 165, 106185.

Ryan, W.J., Conti, R.P., & Simon, G.M. (2013). Presupposition compatibility facilitates treatment fidelity in therapists learning structural family therapy. The American Journal of Family Therapy, 41(5), 403–414.

Salize, H.-J., Mantell, P., Woopen, C., & Schwegler, C. (2023). Die volkswirtschaftliche Tragweite psychischer Erkrankungen. In: Psychische Erkrankungen als gesellschaftliche Aufgabe. Berlin Heidelberg: Springer Verla

Schulenberg, S.E., Drescher, C.F., & Baczwaski, B.J. (2014). Perceived meaning and disaster mental health: A role for logotherapy in clinical-disaster psychology. Meaning in positive and existential psychology, 251–267.

Schwartze, D., & Strauß, B. (2018). Zur Definition und Erfassung von Kunstfehlern und Kunstfehlerfolgen in der Psychotherapie. Trauma & Gewalt, 12(4), 296–306.

Snyder, C.R. & Lopez, S.J. (2002). (Hrsg.). Handbook of Positive Psychology. New York: Oxford University Press, S. 608.

Somov, P.G. (2007). Meaning of life group: Group application of logotherapy for substance use treatment. Journal for Specialists in Group Work, 32(4), 316–345.

Soucek, W. (1948). Die Existenzanalyse Frankls, die dritte Richtung der Wiener psychotherapeutischen Schule. *DMW-Deutsche Medizinische Wochenschrift, 73*(45/46), 594–595.

Southwick, S.M., Gilmartin, R., Mcdonough, P., & Morrissey, P. (2006). Logotherapy as an adjunctive treatment for chronic combat-related PTSD: A meaning-based intervention. American journal of psychotherapy, 60(2), 161–174.

Stone, M.B., Yaseen, Z.S., Miller, B.J., Richardville, K., Kalaria, S.N., & Kirsch, I. (2022). Response to acute monotherapy for major depressive disorder in randomized, placebo controlled trials submitted to the US Food and Drug Administration: individual participant data analysis. Bmj, 378.

Taubner, S., Munder, T., Möller, H., Hanke, W., & Klasen, J. (2014). Selbstselektionsprozesse bei der Wahl des therapeutischen Ausbildungsverfahrens: Unterschiede in therapeutischen Haltungen, Persönlichkeitseigenschaften und dem Mentalisierungsinteresse. PPmP-Psychotherapie·Psychosomatik·Me dizinische Psychologie, 64(06), 214–223.

Taylor, E. (2009). The mystery of personality. A history of psychodynamic theories. New York: Springer.

Tedeschi, R.G., & Moore, B.A. (2021). Posttraumatic growth as an integrative therapeutic philosophy. Journal of Psychotherapy Integration, 31(2), 180–194.

Thir, M., & Batthyány, A. (2016). The state of empirical research on logotherapy and existential analysis. In Logotherapy and existential analysis. Proceedings of the Viktor Frankl Institute Vienna (Vol. 1, pp. 53–74). Springer.

Titze, M. (1985). Frankl und die Individualpsychologie. Wege zum Sinn. Logotherapie als Orientierungshilfe, 34–54.

Toska, G.A., Neimeyer, G.J., Taylor, J.M., Kavas, A.B., & Rice, K.G. (2010). Epistemology and allegiance: Exploring the role of therapists' epistemic commitments on psychotherapy outcomes. European Journal of Psychotherapy and Counselling, 12(1), 65–75.

Ungar, M. (2002). A logotherapy treatment protocol for major depressive disorder. The International Forum for Logotherapy, 25, 3–10.

Utsch, M., Bonelli, R.M., & Pfeifer, S. (2018). Psychotherapie und Spiritualität: Mit existenziellen Konflikten und Transzendenzfragen professionell umgehen. Heidelberg: Springer.

Vargas, H.L., & Wilson, C.M. (2011). Managing worldview influences: Selfawareness and self-supervision in a therapeutic relationship. Journal of Family Psychotherapy, 22(2), 97–113.

Wallerstein, R.S. (2006). Entwicklungslinien der Psychoanalyse seit Freud: Divergenzen und Konvergenzen einer Wissenschaft im steten Wandel. Psyche, 60(9–10), 798–828.

Wampold, B.E. (2001). Contextualizing psychotherapy as a healing practice: Culture, history, and methods. Applied and preventive psychology, 10(2), 69–86.

Weinert, A. B. (2004). Organisationspsychologie: Ein Lehrbuch. Weinheim: Psychologie Verlags Union.

Wheatley, T., Thornton, M.A., Stolk, A., & Chang, L.J. (2024). The emerging science of interacting minds. Perspectives on Psychological Science, 19(2), 355–373.

Whisman, M.A., du Pont, A., & Butterworth, P. (2020). Longitudinal associations between rumination and depressive symptoms in a probability sample of adults. Journal of affective disorders, 260, 680–686.

Whitehead, R., Bates, G., Elphinstone, B., Yang, Y., & Murray, G. (2018). Letting go of self: The creation of the nonattachment to self scale. Frontiers in psychology, 9, 2544.

Whitehead, R., Bates, G., & Elphinstone, B. (2020). Growing by letting go: Nonattachment and mindfulness as qualities of advanced psychological development. Journal of Adult Development, 27(1), 12–22.

Wohltjen, S., & Wheatley, T. (2021). Eye contact marks the rise and fall of shared attention in conversation. Proceedings of the National Academy of Sciences, 118(37), e2106645118.

Wong, P.T. (1997). Meaning-centered counseling: A cognitive-behavioral approach to logotherapy. In International forum for logotherapy 20, 85–94.

Wong, P.T. (2016). Integrative meaning therapy: From logotherapy to existential positive interventions. Clinical perspectives on meaning: Positive and existential psychotherapy, 323–342.

Xie, J.Q., Zhang, H., Zhang, X., Yin, M.Z., Yang, J., Chen, K., Xiong, J.R., & Chen, Y.Q. (2022). The mediating role of personal values between COVID-19-related posttraumatic growth and life satisfaction among Chinese college students: A two-wave longitudinal study. Frontiers in Psychology, 13, 926375.